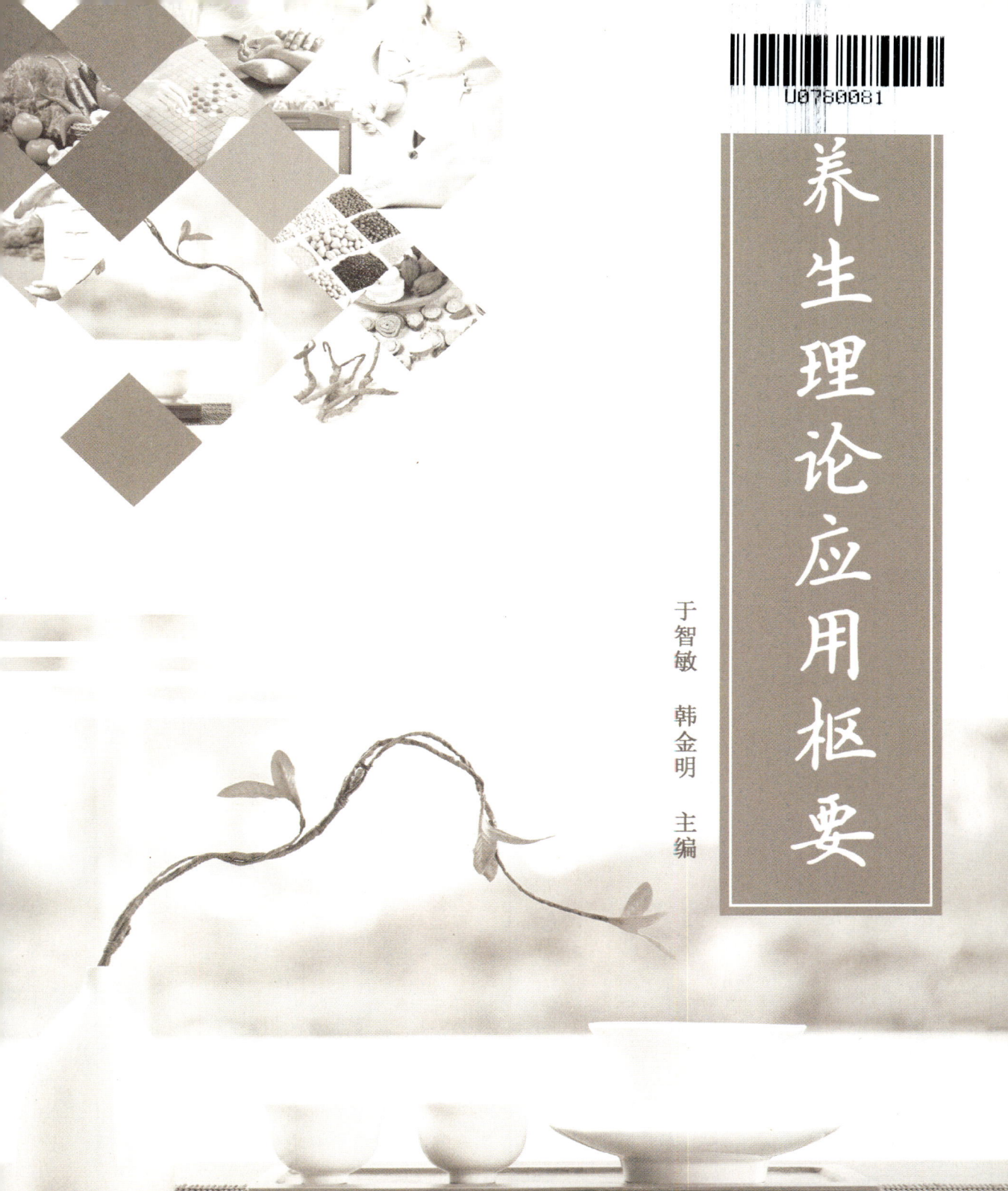

养生理论应用枢要

于智敏 韩金明 主编

开明出版社

本书编委会

主　编：于智敏　韩金明

编　委：丁钢强　鲜　胜　曲峻生

　　　　李　凡　丛培涛　杨宝忠

主　审：殷大奎（原卫生部副部长、中国医师协会名誉会长）

　　　　房书亭（国家中医药管理局原副局长、中国中药协会会长）

　　　　张大宁（国医大师、中央文史馆馆员、国际欧亚科学院院士）

序 言

中医药养生文化是中华文明的瑰宝，而"养生"则是中医学极具特色的优势所在。

养生，即"颐养生命"，是中医学一种升华的理念。与西医的"预防疾病""保健身体"不同，防病、养生、康复、延年益寿则是中医学的强项。养生不仅是"防治疾病的发生和保健身体"，而是通过饮食、心理、药物、器械等各种方法，全方位地提高人的形体素质、心理素质、适应社会的素质以及道德品质的素质，全方位地提升健康素养，提高人的整体素质和生命质量，达到身心健康、延年益寿的目的。

中医学作为一门传承古老智慧的多元化的"科学文化体系"，它既有医学科学的防病治病疗效，又有着自然科学原创思维，强调"天人相应""阴阳调和""身心合一"，是中国古代哲学思想理念和中华传统文化的丰富宝库，是多维的、全方位的科学文化体系，因而养生也成为人生追求身心健康、延年益寿的一项"系统性工程"。

于智敏、韩金明的新书《养生理论应用枢要》，对相关传统中医养生理论与实践进行了系统性的研究梳理与总结提炼，综合了当前世界卫生组织卫生健康理念和传统中医药学的理念，强调新时期"以人为本"的养生价值目标，强调"饮食养生""行为养生""心理养生"的和谐统一，体现了科学与人文、传统与现代、理念与实践、个人与社会的兼容并蓄。同时还通过一系列具体的养生指导，满足老百姓的健康需求，是非常值得推广的、"接地气"的新养生理念与方法，具有鲜明的时代特色。欣闻《养生理论应用枢要》一书即将定稿出版，我表示衷心的祝贺！

中医养生贵在传承与发扬。《养生理论应用枢要》的两位作者都是20世纪60年代生人，年富力强勇于担当，在他们身上有共同的特质，那就是执着梦想、不忘初心、科学严谨、持续创新。于智敏是中国中医科学院的医学博士、传承博士后、博士研究生导师，致力于中医病因病机理论和中医理论继承与创新研究，成果卓著；韩金明董事长创立天津和治友德制药有限公司，秉承"弘扬养生文化，造福人类健康"的宏愿，在全世界传播中华养生的文化魅力，成绩斐然。

此次于智敏与韩金明联袂出书，可谓是医学理论与健康实践相结合，是大健康行业产学研相结合，是养生文化传承与发扬相结合，是中国文化瑰宝与全球发展交流相结合。他们赋予传统养生以全新的内容，提出了很多全新的践行方法，通过新的表达方法为养生理论与实践的推广注入新的活力，实现"高深"的养生理论与"通俗"的实践方法形成统一和谐的自成体系。

"没有全民健康就没有全面小康"。健康是幸福生活的基石，是事业发展的根本动力，是人生一切成就的财富根源，更是关系国家强盛、社会和谐、人民幸福的大命题。"每个人是自己健康第一责任人"！让我们将每个人身心健康的个人梦与中华民族伟大复兴的中国梦有机融合，与时代同呼吸，与祖国共命运。《养生理论应用枢要》一书对于推广绿色健康生活方式、普及健康养生知识、提高民众健康素养水平、助力建设健康中国等方面都具有重要而积极的作用。希望每位读者都能够读以致用从中受益，身心健康延年益寿，享受科学养生带来的美好生活！

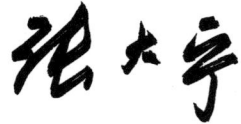

2021年3月23日

前 言

延长健康快乐的美好生活是永恒的主题,也是人类为之奋斗的终极目标,养生是实现这一目标的重要举措。作为一门方兴未艾的学科,养生日益得到学界的重视,深受万众追捧。在此新形势下,构建现代养生理论与应用体系,研究以群体化与个体化养生相结合的技术手段,通过养生实践获取共识性的循证证据以及普适性的实用方法,进而普及推广,造福人类健康,是时代赋予我们义不容辞的责任和使命。

新时代养生强调"以人为本"的价值目标,主张整体的和谐统一,重视心理、行为与躯体健康的综合共治,突出人文关怀、人的道德和人际关系、社会适应能力的培养。科学与人文的水乳交融,传统与现代的有机结合,理念与方法的融会贯通,形神与道德的兼收并包,共同构成具有鲜明时代特色的养生体系。

正确的理论对实践具有积极的推动作用。基于此,作者通过对相关养生理论与实践进行研究梳理,总结提炼,分析归纳,综合概括,使其在指导思想、基本理论以及实用技术方法上逐步趋于完善和提高,进而构建了以德友治和为养生四大支柱,以心理养生、行为养生、饮食养生为三大原则,以通、调、补、养为四大基本方法的养生理论应用体系。本书明确认识养生目标，选择适宜的技术方法，阐述理论与实践依据，重视养生采用的思路与方法，符合科学理论的发展规律。

本书分上、中、下三篇。

上篇主要论述养生的指导思想与核心观念，从厚德、友爱、共治与和谐四个方面展开，提出"德友治和"是养生理论体系的四大支柱。

厚德：人类在现实社会中要想实现家庭事业的基业长青和生命的"长生久视"，通过"修德"，进而达到"厚德"是第一要务。因为"惟大德者必得其寿"，只有"勤行修道德，可获极长生"。这也是"天行健，君子以自强不息；地势坤，君子以厚德载物"的具体体现。

友爱：人是各种社会关系的总和，每个个体的存在都以其他个体的存在为基础，互助友爱，心存仁爱之心是构建和谐社会的前提，是良好人际关系的基础，是人类文明的标志。从这个意义来说，"仁者寿"的根本是拥有"仁爱"之心，而"千夫所指，无病而死"则是反面例证。

共治：考虑到道德修养的完善提升，需要一些具体的方法支撑，本书又以"共治"加以补充。毕竟言谈举止等身体行为，能反映出人的道德修养，而"治身之术即治心之法"，身心并重，共同治理，才能实现身心一致，表里如一。

和谐："和"是健康的根本，"和谐"是养生的最高境界，也是修身养性追求的终极目标。"处天地之和，从八风之理"是天人之和；"气血冲和，万病不生"是人体之和；"君子和而不同，小人同而不和"是人际关系之和。"因而和之，是谓圣度"是对"和"的高度概括，也是天人合一，人与自然和谐的集中体现。

中篇主要介绍养生的基本原则。通过对古今中外有关养生理论与实践的系统梳理，总结概括提出养生理论的"三大原则"，即心理养生、行为养生、饮食养生。"养生三大原则"作为联结理论与实践的枢纽，承上启下，贯穿始终。其上承"德友治和"养生思想，通过"三大原则"之间的相互关联与交叉组合，使得"德友治和"既体现养生理论的整体性与高度，又保证了具体实施的指导性与可操作性；其下启"通、调、补、养"四种具体方法，是指在理念原则的指导下，发挥针对性的实际养生作用。

心理养生：没有健康的心理，就不会有健康的躯体，只有心理健康和躯体健康的完美结合，才能构成真正意义上的健康之人。鉴于心理健康不像躯体健康那样具有比较明确的理化指标，特别是在早期难以判断，而一旦出现心理异常的相关症状，就必须寻求专业医师的诊治，此时已超出心理养生的范畴，故本书对医学范畴的心理疾病等未曾涉及。本部分结合中医经典论述、现代相关研究成果及临床经验，依据"有诸内必形诸外"的原则，基于外在表现，提出心理健康的判定标准，同时介绍了心理养生的方法和异常心理的调控。

行为养生：通过对具体行为的规范与调整达到养生目的。人的行为是受思想支配而表现出来的外表活动，内涵多种多样。包括做出的动作，发出的声音，对外界观感做出的反应等，很难以一穷尽。但是，中医"法于阴阳，和于术数，食饮有节，起居有常，不妄作劳"的基本原则，能指导并规范人的行为，这也是行为养生的主要内容。本部分重点介绍了行为养生的具体方法，明确了行为养生的禁忌，便于从正反两方面规范、约束个人的行为。

饮食养生：重点是探讨各种营养物质的合理摄取与有机组合，主要介绍"五谷为养，五果为助，五畜为益，五菜为充，气味合而服之，以补精益气"的饮食原则以及"谨和五味"的具体饮食养生方法，这部分内容对日常生活的饮食选择与调摄有参考借鉴作用。中医重视饮食禁忌，本文对此也予以介绍，目的是使读者能做到有针对性地选择，以趋利避害。

下篇介绍了"通、调、补、养"四种养生方法。养生方法较多，但都可以用"通、调、补、养"四法来概括。中医治病以"汗吐下和温清消补"为常用"八法"，谓"一法之中，八法备焉；八法之中，百法备焉"；养生以"通、调、补、养"为要，"四法"亦可统摄诸法。

"**通**"是人体健康的基础，人体气血以流通为顺，六腑以通降为顺，精神情志以豁达无碍为顺，所谓"一通百通，一顺百顺"。

"**调**"是养生的核心。通常情况下，人体并没有明显的"虚实瘀滞"之象，只是一时的失和失衡，此时"通""补"二法并非所宜。"微调纠偏"以"和谐"为不二之选。严格来讲，"通""补""调"也是为了"和谐"，只是技术手段有所区分。

"**补**"是养生的重要方法，人体是一个复杂系统，是一个耗散结构。因此，补气养血、滋阴潜阳等"补法"的运用，是防止其过度耗散的有效手段。如此，"精足血满，气旺神生""精神内守，病安从来"，颐养天年，长寿可期。

"**养**"不仅包括正常人的养生，还包括患病期间的调养与康复期的休养。基于此，本书在"养"的环节，重点针对"养病法"展开，如此不仅拓展了养生理论与方法的适用范围，也扩大了读者群。"养病法"是既往养生著作涉及较少的领域，也是本书的特色之一。

考虑到养生类书籍大多详于方法的介绍而疏于理论的解析，更少从理论应用角度多方位、全视角审视。本书以"养生理论应用枢要"为书名，蕴含着理论研究与理论应用的"知行合一"，也是对传统文化与养生结合的尝试与探索。以养生为载体与契机，以弘扬中国传统文化为核心，以构建养生知识体系为目标是本书的写作初衷及目的意义所在。

枢要，古代多指中央政权的机要部门或重要官职，是中心、核心。之所以用"枢要"名篇，是出于作者对养生理论应用体系的理解与构建认识，对理论指导养生的重视与践行，对通过实践丰富完善发展理论，又反过来指导实践的探索与尝试。本研究将各种养生理论与技术方法条分缕析，分目类纂，提纲挈领，融会贯通，高度概括凝练，寓意"知其要者一言而终；不知其要流散无穷"。只有提纲挈领才能纲举目张。

宋·王谠在《唐语林·政事下》中评价："《老子》述无为之化，若使资圣览为理国之枢要，即未若《贞观政要》。"表明《道德经》主要讲述"述无为之化"，如果用

前 言

本书作为君王治理国家的主要参考著作，不如《贞观政要》更为合适。本书的命名，就是学习、参考、吸收、借鉴上述论述的基础上，结合本书的内容特点综合考虑的。既然君王理政、治国要学习参考《贞观政要》，养生同样需要这样的著作指导。《养生理论应用枢要》就是这样一部要言不烦，言之有物，集简、便、廉、验于一体的养生专著。因之以"枢要"总结养生的共性规律，突出个性化养生的基本特点，彰显具体养生方法的优势特色是最恰当不过的。

养生理论尽管门类众多，但归根结底，不外乎理论的研究与理论的应用。本书融合了对养生理论与方法的意义探寻，意在解决目前养生界重"术"轻"道"，相关理论体系不健全，理论的认知度与应用程度较低的问题。

恩格斯说："一个民族想要站在科学的最高峰，就一刻也不能没有理论思维。"养生不是单纯意义上的经验医学，而是理论医学。理论医学的突出特点，就是把以往实践中成功的经验和失败的教训进行总结归纳，形成知识体系，指导实践，解决实际问题。

"守正、传承、创新"是新时代发展的永恒旋律。本书汲取古今中外养生理论与实践的精华，体现了其历史性、正统性与传承性；多种养生法的有机组合与交叉运用，体现了其实用性与创新性；作者30多年的养生实践，保证其思想、原则与技术方法的准确性。理论与实践结合是本书追求的目标，也是其特色所在。

"古之学者为己，今之学者为人"。通过本书的阅读、学习与躬行，提高自己的精神境界、道德修养与身心素质，不仅仅是学会了一些实用的养生方法，更主要的是学会了一种掌握命运，把握幸福的能力。

"我命在我，长生自至"。各位读者倘能于闲暇之日展卷细读，自会开卷有益；若能择其要者勤而躬行，自当从中受益。持之以恒，尊享健康快乐的美好生活与辉煌灿烂的人生。

本书在写作过程中，得到中国中医科学院中医基础理论研究所、天津和治友德制药有限公司的大力支持，开明出版社社长陈滨滨先生等为本书出版倾注心血并提出许多真知灼见。书成之后，殷大奎先生、房书亭先生、张大宁先生作为本书主审，为本书付梓倾注心血；张大宁先生作序，为本书增色不少。在此一并致谢。

于智敏、韩金明

2021年元旦

目 录

上篇　德友治和，养生四大支柱

第一章　厚德 …… 004
　　第一节　大德必得其寿 …… 005
　　第二节　好生之德，洽于民心 …… 006
　　第三节　勤行求道德，可获极长生 …… 008

第二章　友爱 …… 010
　　第一节　泛爱万物，天地一体也 …… 011
　　第二节　谘师访友，思而行之 …… 011
　　第三节　与善人居，如入芝兰之室 …… 013

第三章　共治 …… 015
　　第一节　血脉治 …… 016

第二节　所谓善者，正理平治也 ··· 017
　　第三节　治身治心之术 ··· 018
　　第四节　治之极于一 ·· 022

第四章　和谐 ··· 024
　　第一节　和实生物 ··· 024
　　第二节　处天地之和 ·· 026
　　第三节　和气汤 ·· 027
　　第四节　因而和之，是谓圣度 ·· 028

中篇　心理养生、行为养生、饮食养生，养生三大原则

第一章　心理养生 ·· 034
　　第一节　心理健康的判定 ·· 034
　　第二节　心理养生法 ·· 036
　　第三节　心理异常的调整 ·· 038

第二章　行为养生 ·· 046
　　第一节　行为养生原则 ··· 046
　　第二节　行为养生方法 ··· 050
　　第三节　行为养生禁忌 ··· 057

第三章　饮食养生 ·· 059
　　第一节　饮食养生原则 ··· 059

第二节　饮食养生方法 ··· 061

第三节　饮食养生禁忌 ··· 085

下篇　通调补养，养生四大方法

第一章　通法 ·· 094

第一节　交通心肾 ··· 094

第二节　通则不痛 ··· 098

第三节　六腑以通为用，腑病以通为补 ··· 102

第四节　开通腠理法 ··· 106

第五节　通窍法 ·· 110

第六节　排除毒素 ··· 115

第二章　调法 ·· 119

第一节　调脾胃 ·· 120

第二节　调肝脾 ·· 124

第三节　调胆胃 ·· 128

第四节　调肠胃 ·· 132

第三章　补法 ·· 137

第一节　补气 ··· 137

第二节　补血 ··· 141

第三节　补阴 ··· 145

第四节　补阳 ··· 149

第五节　补法警示 …………………………………………………… 153

第四章　养病法 …………………………………………………… 155
　第一节　养病须知 …………………………………………………… 155
　第二节　养病禁忌 …………………………………………………… 161
　第三节　养生养病难点分析 ………………………………………… 170
　第四节　辅助调病法 ………………………………………………… 174

这是一份来自健康的邀请（代后记） ………………………………… 177

养生四大支柱
Four Pillars of Health Preservation

- 和谐 HARMONY
- 共治 COLLEGIALITY
- 友爱 FRIENDSHIP
- 厚德 VIRTUES

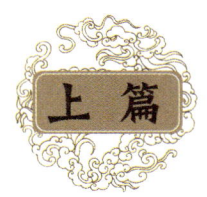

上篇
德友治和,养生四大支柱

"养生"一词出自《庄子·养生主》。本义是指通过各种方法颐养生命,增强体质,预防疾病,从而达到延年益寿的行为与活动。

现代养生则泛指根据人的生命过程规律主动进行的物质与精神的身心养护活动。身心并重,形神兼顾,多法并用,多学科参与是其特征;个体健康身心和群体之间良好人际关系是其内容。

养生是一门涉及诸多学科的综合体系,任何单一学科都难以实现养生目的并完成养生使命,可谓是诸多学科的集大成者。面对庞大的养生知识体系,不要说普通的养生爱好者,就是专业的养生研究者与实践者也难免有"望洋兴叹"之虞。养生方法多种多样,但宗旨与目的则一,都以"延长人类健康快乐的美好生活"为根本,可谓"一致百虑,殊途同归"。

"和治友德"养生理论赋予传统养生以全新的内容,提出了全新的践行方法,并且以全新的"德友治和"表达方法加以普及推广,使高深的养生理论与实践方法自成体系。内部结构的紧密相连,保持了理论体系的整体性;各部分实践方法的相对独立,又体现了大道至简,学以致用的实用性。其中所涵盖的内容,是道德伦理的核心,综合治理的关键,仁爱友善的前提,构建和谐社会的基础,基于此,我们将"德友治和"作为养生的四大支柱。

第一章 厚德

"德"字始见于商代甲骨文，古字形从彳（或从行）、从直，以示遵行正道之意。"德"字有多种词性，因而具有相关的诸多含义。

"德"指人们共同生活及行为的准则和规范。《论语·述而》："德之不修，学之不讲"。诸葛亮《诫子书》："夫君子之行，静以修身，俭以养德"。《周礼·夏官·司士》："以德诏爵"。《论语·里仁》："德不孤，必有邻"。《论语·为政》："为政以德，譬如北辰，居其所而众星共之"。因此，注重个人德行、品德、道德、公德的修养，如此才能德才兼备，进而成为德高望重的有德行之人。

厚德是指大德，包括深厚的恩德，通常所说的深深的感恩感激之心，心胸宽广，不以个人得失为主的品质，重公轻私，大公无私的奉献精神，都可谓之厚德。《易·坤》："天行健，君子以自强不息；地势坤，君子以厚德载物"，高度概括了天地之大德。天（即自然）的运动刚强劲健，相应于此，君子应刚毅坚卓，奋发图强；大地的气势厚实和顺，君子应增厚美德，容载万物。人存在于天地之间，怎能不效法天地的这种"厚德"？通过"修德"向"厚德"进发，是修身齐家助天下的"不二法门"，也是养生的根本。

第一节 大德必得其寿 (《礼记·中庸》)

1. **"德"是普适的价值标准**。万物因"道"而生，因"德"而成。《管子·心术上》："德者道之舍，物得以生。"《道德经》："道生之，德畜之，物形之，势成之。是以万物莫不尊道而贵德。"

2. **"德"是天地化育万物的基础**。"天地之大德曰生"；生命的产生是"天之在我者德也，地之在我者气也，德流气薄而生者也"的产物。

3. **"德"是健康长寿人群的特质**。加强道德修养是养生的关键，是提升个人道德水准与综合素质的必由之路，同时也是指导养生的重要法则。《周易·乾卦》："夫大人者，与天地合其德，与日月合其月"。

4. **"德"是健康长寿的第一要义**。"养生先养心，养心先养德，德者方得其寿"，养德是长寿的根本，也是养生的关键，也是达成"德全不危"的方法手段。《礼记·中庸》："大德必得其寿"；明代王文禄《医先》明确提出"养生、养德无二术"；清代石天基："善养生者，当以德为主，而以调养为佐，二者并行不悖，体自健而寿命自可延年"，有异曲同工之妙。

5. **"形与神俱"才能"德全不危"**。《素问·上古天真论篇》指出："形与神俱，而尽终其天年，度百岁乃去"。正确处理好形神关系和精气神关系，"形与神俱"，精气神相依而不相离，贯穿于人体的整个生命历程。表面上看，养生是针对"形"和"精、气"的。实际上共同指归仍是那只可意会难以言表的"神"与"德"。上古之人"之所以能年皆度百岁而动作不衰者，以其德全不危也"。

6. **"德"通"得"，意思为得到、获取**。养生理论与方法多种多样，养生之路有千万条。但是，对于每个具体的人而言，"知道的东西不是自己的，只有使用过的东西才是自己的"，选择适合自己的养生之路并坚持下去才是最重要的。

养生是一项系统工程，需要全社会的支持，多学科的参与，更需要每个人的努力践行。马克思、恩格斯在《共产党宣言》中指出："每个人的自由发展，是一切人的自由发展的条件。"通过养生提高全民族的道德与身体素质，建设健康中国，同样需要每个人的积极参与。

第二节 好生之德，洽于民心 （《尚书·大禹谟》）

1. 养生修德，提升个人的道德品质修养。孔子提出的"德润身""仁者寿"，正是儒家所倡导的一种重要的养生方法。养生修身而提高德行，从内功练起，修养自身，提高自身的德行和才能，然后顺其自然，"居易以俟命"，长寿自然可期。

《周易·系辞》曰："天地之大德曰生"。"生"既有生成变化的意思，又有生命含义。养生的前提是珍爱生命、尊重生命、敬畏生命、爱护生命。如果没有这个基本观念，任何养生都无从谈起。如果为了自己的生命而杀生害生，也远远背离了养生的出发点。"杀生求生，去生更远"，孙思邈《大医精诚》之语，堪称"警世箴"。

2. 厚德载物，年高德劭。《周易·坤》："君子以厚德载物"。从养生角度而言，养生者要效法大地的气势厚实与和顺，增厚美德，容载万物，如此才能天长地久。《道德经·第三十二章》："天地尚不能长久，而况人乎？"

《素问·上古天真论篇》强调，要实现"春秋皆度百岁，而动作不衰"的养生目标，应该"法天则地，象似日月，辨列星辰，逆从阴阳，分别四时"，这是向天地学习，顺应自然，如此才能"合同于道""亦可使益寿而有极时"。汉·扬雄《法言·孝至》有言："年弥高而德弥劭"，意为年纪越大，品德越好；反之亦然，年高长寿者，也一定是品德高尚之人。可见，包容宽厚的胸怀是一种美德，更是实现长寿的必要条件。

3. 俭以养德，宁静致远。诸葛亮《诫子书》主张："夫君子之行，静以修身，俭以养德，非淡泊无以明志，非宁静无以致远"。其中的"致远"指可达远途，后世引申出远大的理想、事业上的抱负、追求卓越等意思。

"致远"还蕴含健康长寿的意思。毕竟走得远是需要时间的。而恬静以修善自身，俭朴以淳养品德。节俭是一种美德，爱惜财物就是为自己积德，同时还包含对自己精神气血、精气神的珍惜与爱护，人之精血受于先天父母，易亏难成，必须节俭用度，勿使过度消耗。这也是对俭以养德，宁静致远的另一种诠释。

4. 好生之德，生生不息。好生之德是指有爱惜生灵，不事杀戮的品德。出自《尚书·大禹谟》："与其杀不辜，宁失不经，好生之德，洽于民心"。体现了中国传统文化对生命的尊重。《周易·系辞上》："生生之谓易。"孔颖达疏："生生，不绝之辞。阴阳变转，后生次于前生，是万物恒生谓之易也。"表明"生生者，天地之大德""生生之德，无往不在"。

医生的使命就是"赞天地之生者也"，与诺贝尔生理学或医学奖获得者皮特·梅达沃所说"延长健康快乐的美好生活是医学的灵魂。从这个意义上来说，这也是一切医学为之奋斗的最终目标"是一致的，可谓异曲同工。

《尚书·蔡仲之命》："皇天无亲，唯德是辅"。东汉王充《论衡·福虚篇·第二十》记载了一则"楚惠王食寒菹而得蛭"的故事。大意是说，楚惠王一次在吃凉酸菜时发现有水蛭，于是就把水蛭吞食了，之后腹部得病不能吃东西。令尹问楚惠王是如何得此病的。楚惠王回答说："我吃凉酸菜发现有水蛭，心想，如果责备厨师而不治他们的罪呢，这是破坏法令而使自己威严建立不起来的做法。我没有这样做的原因，是怕百姓知道，要责备并给予他们惩罚。那样的话，厨师和管膳食的人按法律都该被处死，我心又不忍。我害怕左右的人看见，于是就吞食了。"令尹离开自己的座位再次叩拜并恭贺说："我听说天道是没有亲疏的，只帮助有德行的人。君王具有仁德，靠天的帮助，不会造成伤害。"当天晚上，楚惠王去厕所方便时排出了水蛭，同时患有多年的心腹积块的病也痊愈了。本文的原意是指责此事为虚妄之谈，荒诞不经之事的，但从另一个角度来理解，也印证了"皇天无亲，唯德是辅"。

5. 澡身浴德，积德累仁。 西汉·戴圣《礼记·儒行》："儒有澡身而浴德。"意思是修养身心，使身心纯洁清白。《三国志·魏志·管宁传》也说："日逝月除，时方已过，澡身浴德，将以曷为？"岁月流逝，日往月来，通过身心修养，积累功德与仁义等福报，也是实现养生长寿途径。

《了凡四训》是古代著名劝善书，作者是明朝著名官员、思想家袁黄（号了凡）。全文通过立命之学、改过之法、积善之方、谦德之效等四个部分来讲解如何改变命运。作者以亲身经历，讲述了改变命运的过程。据书中所言，一位姓孔的大师为其算命，认为他寿命只有 53 岁。袁了凡先生通过积德行善，积德累仁，改变了自己的命运，在 69 岁时写成《了凡四训》。可见，积德累仁能改变命运，实现延年益寿。

第三节　勤行求道德，可获极长生 （《无量寿经·卷下》）

1. 发慈悲心，以求无量寿。 发心，即立志，发愿，相当于发誓。良好的愿望是成功的开始。发心即立志、发愿、发誓，这是做好任何事情的基础。养生首先要有健康长寿的愿望与信念，有"信"有"愿"才有可能"行"；信、愿、行三位一体，不可分割。其中的"行"尤其关键。

2. "我命在我，长生自至"。 有良好的长寿基因，有优越的生活工作环境，有良好的医疗条件都不足以支撑起长寿的大厦。只有主观上具有强烈的健康长寿欲望，同时能发挥自己的主观能动性，能够规范自己生活行为方式的人，生活方式符合长寿之道者，才有可能实现健康长寿的美好愿望。自己的命运掌握在自己的手里，健康长寿的金钥匙也掌握在自己手里，做自己吉凶祸福的主人，"我命在我，长生自至"。

3. 养生重德，好心有好报。 据国外期刊《PLOS ONE》报告："好心有好报有了科学依据"。日本大阪大学的研究人员发现，他们通过儿童实验首次证实这句俗语的科学性，确认经常做好事的儿童更易受到周围同伴的热心帮助和热情对待。研究人员指出：做了好事之后，最终好事也会落在自己头上。这对人类进化和维持生存发挥了重要作用。"好心有好报"经常用于鼓励人做好事，此次实验也证实了这一点。这也是"德不孤必有邻"的另一种解读。

4. 遵道重德是为人处事的准则，也符合人体自身的规律（生物钟），核心是要遵道依德而行。孔子说："志于道，据于德，依于仁，游于艺"，讲的也是这个道理。

5. 修德养德能使人清洁纯净。心境洁净，不受外扰。心境和人体健康密切相关。人心清静纯洁，还能改变环境，境随心转，本心如如不动，所谓"心地清净方为道"；《无量寿经·卷下》："何不弃世事，勤行求道德；可获极长生，寿乐无有极"，也把"道德修养"置于重要地位。

6. 道，生成万事万物；德，养育万事万物。万事万物莫不尊崇道而贵德。道之所以被尊崇，德之所以被珍贵，就是由于道生长万物而不加以干涉，德畜养万物而不加以主宰，顺其自然。使万物生长发展，成熟结果，使其受到抚养、保护。生长万物而不据为己有，抚育万物而不自恃有功，导引万物而不主宰，这就是奥妙玄远的德。

第二章 友爱

"友"字在甲骨文中就被广泛使用,意思是两个人的手协调工作,由此产生相好、朋友的含义,其后泛指彼此有交情的人或有亲近和睦关系。"友"的含义众多,具有多种词性。

作为名词,"友"即朋友,如《说文解字》曰"同志为友",古代多用于兄弟之间,由此引申为相好、朋友、友好的含义。作为动词,一是指相互合作,如《释名》:"友,有也,相保有也";二是指结交,与……为友,如《三国志·先主传》:"瓒深与先主相友";三是指给予帮助或支持,如,《孟子·滕文公上》:"出人相友。"作为形容词,是指有友好关系,如友军、友邦等。

友爱是一种"大爱",没有国度、民族、性别和年龄等差别的限制,彼此之间以"朋友""伙伴""家人"相称,相互理解信任,相互支持帮助,体现一种志趣相近的和谐友爱的人际关系,表达了在相互交际过程中自然流露出的亲切的情感,这也是一种道德行为修养,是养生的重要内容。

第一节 泛爱万物，天地一体也 (《庄子·天下》)

1. "友"是强调人际关系的和谐友爱，主张"四海之内皆兄弟""海内存知己，天涯若比邻"。晋代潘岳《夏侯常侍诔》："子之友悌，和如瑟琴"，就是对这种和谐友爱人际关系的生动描述；唐代白居易《和答诗·和》："上言阳公行，友悌无等夷，骨肉同衾裯，至死不相离"，描述的是这种友爱超出了骨肉同胞，超越种族范围，更是一种大爱。

2. "友"强调了养生的群体效应。马克思指出："人的本质是一切社会关系的总和。"每个人维持自身生存生活的本质因素都必须通过社会中的他人来实现，人类本身相互之间结成的这种社会关系构成了人类社会整体。养生群体之间的相互结交，和睦友爱，快乐与幸福的相互分享，相互鼓励与支持，相互促进，也是行为养生方法的重要体现。

3. "友"缔结了平等博爱友爱的友好关系。每个人生来都是平等的，都平等享有生命健康权和追求健康不受剥夺和侵犯的权利。康有为提出的："人人相亲，人人平等，天下为公，是谓大同。"无论出身、门第、地位、财富、种族、年龄、职业有何等差异，都应相互尊重友爱、相互关爱、相互帮助、相互感恩。这是行为养生与心理养生的重要内容。

第二节 谘师访友，思而行之 (宋·张君房《云笈七签》)

1. 道法自然，以自然为师友。天、地、人乃至整个宇宙的规律就是"道法自然"。

人，作为自然界的一分子，要以万物为师，以自然为师友，亲近自然，保护自然，顺应自然，向大自然学习，从大自然中汲取智慧与能量；不要盲目地"征服自然""改造自然"最终"破坏自然"。道法自然，以自然为师友，也是培养仁爱恭敬与敬畏之心的必备的基本素质。

2. 取象比类，以万物为师友。四时更替，寒来暑往，秋收冬藏等，都是我们学习效法的良师益友。养生要根据自然变化的特点，"顺四时，适寒暑""春夏养阳，秋冬养阴"，依"四气调神"，不可"逆于四时"，因为"顺之则治，逆之则乱"。"侣鱼虾友麋鹿"是另外形式的以万物为师友；华佗"五禽戏"也是向动物学习"熊经鸱顾，引挽腰体；动诸关节，以求难老"的养生方法。

3. 谘师访友，寻良师益友。养生是一项群体事件，每个人的健康是整个人群健康的基础。所以，要请教老师，问询朋友，不可闭门造车，盲目蛮干。如能遍访名师，广交天下志同道合朋友，群体之间达到"亦师亦友"关系，相互鼓励，相互提携，相互促进，相互提高，共同走过漫漫人生之路与养生长寿之路。

4. 以患者为师友，以同行为师友。国学大师章太炎先生有联云："道不远人，以病者之身为宗师；名不苟得，以疗者之口为依据。"此联指出，医道当以病人为师，强调临床实践的重要性；医名则当以病人口碑为贵，立意新颖独特。

《素问·长刺节论篇》有"刺家不诊，听病者言"的著名论述。实际上是告诫专业技术人员以及从业者，要学会聆听。许多有价值的重要医疗信息，都是患者在不经意之间流露出来的；养生治病，面对患者，不先入为主，不仓促诊治，认真听取病人的自诉，充分交流沟通，重视并分析患者的意见和建议，也是以患者为师友。

《素问·汤液醪醴论篇》指出："病为本，工为标，标本不得，邪气不服"。"病为本，工为标"明确了医患双方的关系，也是对患者的重视与尊重，也是医学人文精神的综合体现。现代新兴的叙事医学以"叙事"为主体，以"平行病例"为载体，夹叙夹议，先叙后议，先议后叙，叙议结合等多种方法的综合，也是以患者为师友的一种表现。

5. 同行互参，以同志为友，相互学习交流，共同提高业务水平。要抱着"三人行，必有我师"的心态，虚心学习，努力提高。

第三节 与善人居，如入芝兰之室 （《孔子家语》）

世界卫生组织（WHO）研究报告显示，影响人的健康长寿主要有5大因素：遗传占15%，自然环境占10%，社会状况占7%，医疗条件占8%，生活方式占60%。以此标准衡量，社会状况和生活方式占重要地位。

1. 从社会状况来看，"友"属于社会状况的范畴。马克思指出："人的本质不是单个人所固有的抽象物，在其现实性上，它是一切社会关系的总和。"人的社会环境决定人的发展，社会环境也是环境之一，也会影响到人。多交良师益友，改善周围环境，这是"友"的作用。

2. 从生活方式来看，良好的人际关系，家庭和睦，兄弟友爱，父慈子孝，胜友如云，会使人心情舒畅，心态良好，生活方式积极乐观向上。从这个意义上来说，"友"层面的相互交往，能减少或改变不良的健康方式，因而有养生之功效。

3. 常言道："近朱者赤，近墨者黑。""与善人居，如入芝兰之室，久而不闻其香，即与之化矣"。和朋友交往或生活在一起，就像进入充满兰花香气的屋子，时间一长，自己本身因为香气，潜移默化之中就能获益，也可为心灵疗伤。

4. "孟母三迁"的故事，表达的也是社会环境、接触人群对一个人身心健康的影响。环境和心境浑然一体，密不可分，结交的人群能影响心境。佛学有"境随心转"和"心随境转"之说。"境"不单指环境，更指境遇。"境随心转"意谓一个人所处的环境、接触到的人及境遇，会随着心境的转变而转变。此即"相由心生，境由心转"，而境随心转，也是在强调心性心智的重要。而"心随境转"是指心情的好坏，随着环境的变化而变化。

5. 从养生角度而言,"友"强调的是博爱、大爱、众爱。《弟子规》"泛爱众,而亲仁"以及《孟子》"老吾老以及人之老,幼吾幼以及人之幼",都是"友"的拓展和平等博爱的体现。

6. "友"强调了养生的群体效应。每个人维持自身生存生活的本质因素都必须通过社会中的他人来实现,人类本身相互之间结成的这种社会关系构成了人类社会整体。从这个意义上来说,养生由群体之间的相互结交,和睦友爱,快乐与幸福的相互分享,相互鼓励与支持,相互促进,共同构成。

7. "友"缔结了平等博爱的关系。人和人之间相互亲近,人人平等,天下为大家所共有,达到一种理想的社会,这也是心理养生与行为养生追求的目标和努力的方向。"友"倡导了相互尊重友爱、相互关爱、相互帮助、相互感恩。这是养生的重要内容。

第三章 共治

"治"既是一个动词,又是一个形容词。"治"的本义是管理、处理。我们通常所说的治理、治家、治标、治本、治国安邦等都是此意。"治"还有医疗、医治、治病、治疗,从事研究,如治学、治史等以及安定,如治世、治安、天下大治等含义。"治"既是一种方法手段的概括,又是一种状态的描述,同时还是一种重要的养生方法。"共治"包括治身与治心的双重含义,心安则身健,身强则心宁,两者相辅相成,如影随形,密不可分。

"治身"包括采取特定技术手段,应用针对性治疗方法,达到人体脏腑气血阴阳平衡,平安顺畅的目的等含义,其中的技术手段与操作方法都是为实现"血脉治也"服务的。

"治心"的意思是修养自身的思想品德,更是一种养生方法。《荀子·解蔽》:"仁者之思也恭,圣人之思也乐,此治心之道也。"宋·曾巩《徐干·中论·目录序》:"至于治心养性,去就语默之际,能不悖于理者,固希矣。"

本章内容名为"共治",实则蕴含"治身"与"治心"二者并重,相辅相成的内容。考虑到"治心"的理念贯穿于全书始终,故而本章重点介绍"治身"的相关内容。这也是本书强调养生在于养心,治病重在治心,"小病在身,大病在心",身心

"共治"，协调并重，才是正理的目的意义所在。

第一节　血脉治 （《史记·扁鹊仓公列传》）

1. "治"是对养生方法的概括。养生不仅仅是一种理念与目标，更是一种具体的实用方法。因为要想实现"养生"这个理念与目标，必须有具体的、有可操作性的技术方法。我们在实践过程中所采取的任何技术手段，都可以用"治"来概括。

2. "治"是实现"和"的具体措施。从实践角度来看，无论是"以他平他谓之和"的理念，还是调整阴阳、调和气血、调和肠胃、调和营卫、调和肝脾、"谨和五味"，最终实现"气血冲和，万病不生"的养生目标，都必须通过具体的"治"的手段来达成。所以说，"治"是实现"和"的具体手段与措施。

3. "治"是对人体阴阳气血五脏六腑结构与功能正常状态的判断，也是"治"的根本目的。从社会而言，"天下大治"是言国家政治形势安定，只有天下太平的"大治之世"，百姓才能安居乐业；只有天下大治，国家才能繁荣昌盛。就人体而言，只有阴阳气血五脏六腑结构与功能正常，身心状态安定，人际关系和谐，人体才能健康无病。

《史记·扁鹊仓公列传》记载了赵简子病了，五天不省人事，大夫们都很忧惧，于是召来扁鹊。扁鹊入室诊视病后走出，大夫董安于向扁鹊询问病情，扁鹊说："他的血脉正常，你们何必惊怪（'血脉治也，而何怪'）？"从前秦穆公曾出现这种情形，昏迷了七天才苏醒。可见，"血脉治也"还是扁鹊预测疾病判断吉凶的重要判断依据，保持血脉平和安宁也是养生必须恪守的准则。

4. 治是治疗。通常是指干预或改变特定健康状态的过程，是为解除病痛所进行的临床活动，也是最重要的方法。

第二节　所谓善者，正理平治也（《荀子·性恶》）

1. 无为而治，遵道而行。"无为而治"是道家的治国理念。养生"无为而治"，是要求不过多地干预，不肆意妄为，无为而治，遵道而行，故能所以无所不为。《素问·上古天真论篇》《素问·四气调神大论篇》都告诫人们要顺应四时气候的特点，以调摄精神情志，不可违逆，故名篇。明·吴昆《素问吴注》："言顺于四时之气，调摄精神，亦上医治未病也"。文中涉及的具体方法，至今仍有实际意义。

2. 正理平治，目治手营。《荀子·性恶》："凡古今天下之所谓善者，正理平治也；所谓恶者，偏险悖乱也"。合乎正道的礼法规范，能使社会安定有秩序；反之则会造成社会动乱。养生理论与方法很多，养生者必须明辨是非，要亲眼观察，亲身实践，不可追风盲从。各种科学正确的养生方法没有高低贵贱之分，只有是否适宜之别，择其善者而从之，持之以恒，定能达到养生目的。"始于同，终于异"指的也是此意。养生目标相同、采用的方式方法相同，但结果差异很大的原因就在于此。

3. 文治武功，平治于权衡。《礼记·祭法》："文王以文治，武王以武治，去民之灾，比皆有功烈于民者也。"具体到养生，强调的是在养生过程中所采取的"王道""霸道"之法。"王道"是指以人体的正气为先，重视人体正气在疾病抗争中的地位，调整顾护人体正气，补其不足，以达到扶正以祛邪的目的；"霸道"是以祛邪为先，主张"邪祛正安"，损其有余，以达到祛邪再扶正的目的。

金元时代的医家张从正说："陈莝去而肠胃洁，癥瘕尽而营卫昌"。"陈莝"指人体的代谢废物，包括体内的宿便、痰饮、瘀血、食积、水肿等，这些"陈莝"一经排除，人体气血就会流通顺畅，脏腑经络功能正常；祛郁陈莝也是中医的重要治疗原则。无论"文治武功"，还是"王道""霸道"，其根本在于求"和"；"损其有余，补其不足""刚柔并济"等，最终都是要实现"和谐"。

"平治于权衡"是指应衡量人体气血阴阳以及表里寒热虚实，恰当处理，以平调人体阴阳的偏胜偏衰，是"文治武功""王道""霸道"的应用指南，"和"为根本目的。

4. **从之则治，逆之则乱**。四时阴阳的变化，是万物生命的根本；"人以天地之气生，四时之法成"，也必须顺应四时。我们强调的"春夏养阳，秋冬养阴，以从其根"，就是为了顺从生命发展的根本规律，保证生、长、化、收、藏与生、长、壮、老、已生命过程有序进行。如果违逆了这个规律，就会戕伐生命力，破坏真元之气。因此，顺从阴阳消长，才是真正懂得了养生之道。顺从自然规律养生是"从之则治"的另外一种表述形式。

5. **养生知本，治病求本**。养生莫若知本，治病必求于本。我们从事的任何活动，都必须重视"本"。《吕氏春秋》总结道："凡养生，莫若知本。知本则疾无由至也。"养生方法是普适、安全、有效的；但是，如何根据自己的特点做到"养生知本"，则是一项专业行为，需要专业人士的介入指导，这如同医生治病救人要治病求本是一样的道理。

第三节　治身治心之术

1. **无际大师心药方**

大师谕世人曰：凡欲齐家、治国、学道、修身，先须服我十味妙药，方可成就。何名十味？

慈悲心 一片	好肚肠 一条	温柔 半两	道理 三分
信行 要紧	中直 一块	孝顺 十分	老实 一个
阴骘 全用	方便 不拘多少		

此药用宽心锅内炒，不要焦，不要燥，去火性三分，于平等盆内研碎。三思为末，六波罗蜜为丸，如菩提子大。每日进三服，不拘时候，用和气汤送下。果能依此服之，无病不瘥。切忌言清行浊，利己损人，暗中箭，肚中毒，笑里刀，平地起风波。以上七件，速须戒之。

以前十味，若能全用，可以致上福上寿。成佛作祖。若用其四五味者，亦可灭罪延年，消灾免患。各方俱不用，后悔无所补，虽扁鹊、卢医，所谓病在膏肓，亦难疗矣；纵祷天地，祝神明，悉徒然哉。况此方不误主雇，不费药金，不劳煎煮，何不服之？

偈曰："此方绝妙合天机，不用卢师扁鹊医；普劝善男并信女，急须对治莫狐疑。"

无际大师即唐朝希迁和尚，他拜在六祖之徒青原行思门下，时人尊曰石头和尚，与马祖并称二师。无际大师心药方虽仅有十味，但味味明心见性，充满智慧。一个人如果有好肚肠，慈悲心，多几分温柔、讲一些道理，对人守信用、对朋友讲义气，对父母孝顺、对师长尊敬，行、住、坐、卧规规矩矩、诚实无欺，不损阴德、尽量给人方便。那么，此人必定身心康泰，不会有病。倘能人人如此，整个社会也就和谐了！

2. 快活无忧散（《医灯续焰》）

组成：除烦恼，断妄想。

功能：令人心无烦恼，思无妄想，快乐无忧。

用法：除烦恼，断妄想。此二味等分，研为极细末，用清静汤服下。必能清气爽神，快活无忧。此方药味甚鲜，奏功极大，且药性不寒不热，不苦不辛，不必远求产药之区，可自我找求之，自找得之。虽神农、本草所未载，东垣、丹溪所未论及，自是人间一种妙药。苟能日服一剂，胜服"四君子汤"百剂也。

用药须知：要想服用此药，并取得"除烦恼，断妄想，令人快活无忧"的功效，首先要创造好的生活居住环境，房间要求窗明几净，每次服药前，要静坐、闭目养神，然后服下快乐无忧散，然后或在庭院内散步，或读书，或品茶，或小憩。长此以往，就会感觉神清气爽，天地人之间充满祥泰和谐的景象，就会忘记"烦恼"二字，心中自然无妄想可言。当出现这种感觉时，就说明本方取效了。

3. 寡欲单方（《履霜集》）

组成：寡欲绝欲。

功用：万虑澄澈，交通心神水火，养生防病。

用法：无病寡欲，遇病绝欲。

方解：人生之大患起于欲念过多，嗜欲劳其目，淫邪惑其心，皆伤身害己，戕伐性命的大敌；"皓齿蛾眉，伐性之斧"。要想"邪僻不至，长生久视"，必须恪守"无病寡欲，遇病绝欲"的基本原则。只有寡欲、绝欲，人们的妄想、妄念才不会产生，心肾相交，水火既济，肾水上济于心，使心火不亢，心火下降于肾，使肾水不寒。这样，人体自然健康无病。

4. "无价之药"（清·袁开昌《养生三要》）

"黄金有价玉无价"，"金钱买得来药物，但买不来健康"。"无价之药"具有两方面的含义：其一是说这些药物是用金钱买不来的，言其贵重；其二是说这些药物不必花钱购买，唾手可得，不名一文，但功效巨大。那就是："以寡欲为四物，以食淡为二陈，以清心省事为四君子。无价之药，不名之医，取诸身而已。"

（1）以寡欲为四物，四物汤为补血第一方，来源于唐代蔺道人所著《仙授理伤续断秘方》。在宋代《太平惠民和剂局方》中被运用于治疗妇人之疾患，在《妇人大全良方》中被列为通用方。由白芍药、川当归、熟地黄、川芎组成，功用补血和血，主治冲任虚损，月经不调，脐腹疼痛，崩中漏下，血瘕块硬，时发疼痛；妊娠将理失宜，胎动不安，腹痛血下；产后恶露不下，结生瘕聚，少腹坚痛，时作寒热；跌打损伤，腹内积有瘀血诸般病症。

寡欲为保精血。盖精血互生，肝肾同源，肝藏血，肾藏精，清心寡欲即为养精，养精即是养血。如果能节制情欲，避免房劳过度，则能保证精血充足，能起到四物汤的治疗效果。

（2）以食淡为二陈，二陈汤为治痰第一方，首载于宋代《太平惠民和剂局方》。由半夏、橘红、白茯苓、甘草组成，功用燥湿化痰，理气和中。主治痰饮为患，痰多色白，或恶心呕吐，或头眩心悸，或中脘不快，或发为寒热，或饮食生冷，脾胃不和，苔白润。

脾为生痰之源，肺为贮痰之器。痰湿的产生，一则由于脾气虚弱，运化无力，水谷不化，精微不布，停滞日久，成湿成痰；二则由于嗜食肥甘厚味，生冷油腻之物，损伤脾胃，脾失健运，运化失常，酿湿生痰。对于痰的危害，古人有"百病皆由痰作祟"之论，因而又有"怪病多从痰治"之说。治痰方剂数以千计，基本组成多不离二陈汤，可见古人对其推崇有加。

饮食清淡，保护脾胃功能是防止痰湿内生的有效方法，也是养生保健的重要举措。所以，日常生活中如果能够保持饮食清淡，则痰湿不生，有服用二陈汤的妙用。

（3）以清心省事为四君子，四君子汤为补气第一方，来源于《太平惠民和剂局方》。由人参、甘草、茯苓、白术组成，功用补气健脾。主治荣卫气虚，脏腑怯弱，脘腹胀满，不思饮食，肠鸣泄泻，呕哕吐逆，四肢无力，面色㿠白，脉缓细弱。

"人之所有者，血与气耳"，升降出入是气机的表现形式，"升降出入，无器不有"，"出入废则神机化灭，升降息则气立孤危"。如果气的出入出现异常，人的神机就会消失；气的升机失常，人的生命就会出现危险。清心省事是指内心清静，明白事理，凡事循规蹈矩，按规矩办事，就不会耗气伤血，气为血之帅，血为气之母，气血相互依存。若能真正做到清心省事，相当于服用了补气的四君子汤。

无价之药，不名之医，"不名"即不敢直呼其名，具有极高的优礼或尊重之意，它们不在别处，就在自己的内心以及行走坐卧中，因而谓之"取诸身而已"。

5."不药之药"（清·袁开昌《养生三要》）

徐大椿说过："人有所苦谓之病。"治病就是在"拔苦"，即解脱痛苦。这里的

"药"是广义的"药",即只要能解决人体的痛苦和不适,都是药物。

"饥则食,食即药也;不饥则不食,不食即药也;渴则饮,饮即药也;不渴则不饮,不饮即药也。恶风知伤风,避风便是药;恶酒知伤酒,戒酒便是药。逸可以治劳,静可以治躁,处阴以却暑,就燠以胜寒,衰于精者寡以欲,耗于气者守以默,怯于神者绝以思。"

"不药之药"就是指没有药物甚至不用药物的"药物"。《汉书·艺文志·方剂略》:"有病不治,常得中医",也就是说要弄清楚疾病从何处而来,又要知晓疾病向何处而去,不可盲目用药,有病乱投医,胡乱就医。

"不药之药"的深层含义在于,养生重在顺其自然,以自然之道,养自然之身,道法自然,顺应自然,自然而然是养生的最高境界。只要能够做到以上几点,就能保证心理平衡健康、人际关系和谐有序,身体营养平衡,健康长寿不求自至。

第四节　治之极于一　(《素问·移精变气论篇》)

1. 治神爱气养生。《素问·移精变气论篇》指出,养生治病都要"治之极于一;一者,因得之","一"就是要找出关键问题所在而辨证论治。"神气"就是养生的关键所在。

"得神者昌,失神者亡"是中医学重要的原则。神由心所主,心所藏,心主神明。《素问·灵兰秘典论篇》:"主明则下安,以此养生则寿,殁世不殆",突出了神在人体生命活动中的地位。气是人体生命活动的主要表现形式,人体通过气机的升降运转,表现出种种生命活动。中医有"出入废则神机化灭,升降息则气立孤危"的论述,可见保持人体气机的升降出入是延年益寿的重要手段。"神气"体现人体生命活动的功能强弱，又表示一个人的精神心理状态。因此，养神爱气是养生的第一要务。

2. 凝神静心，葆精养生。中医对"精"非常重视。"人始生，先成精，精成而脑髓生"，精存则生，精失则死。延年益寿的内容之一就是积精成神，保养先天之根本。《素问·灵兰秘典论篇》："心者君主之官，神明出焉。"《素问·六节脏象论篇》也指出："心者生之本，神之变也"，突出强调心在人体生命活动中的重要性。如果心不静而动摇，百病随之而起。《灵枢·口问》："悲哀忧愁则心动，心动则五脏六腑皆摇"，《灵枢·本神》："心，怵惕思虑则伤神"。各种情志因素如果触犯于心，最易伤神损性。《大学》所谓"修身在正其心"，告诫人们修身养性，重在养心。《素问·五癃津液别篇》："五脏六腑，心为之主"也是这个道理。

3. 安神定志，清静无欲养生。中医养生讲究"清静无为""恬淡虚无，真气从之，精神内守，病安从来"。如果嗜欲劳其目，淫邪惑其心，七情六欲的兴做，内心清静被七情六欲扰动，不利于养生。所以，学会自我控制，安神定志，凝神敛气也很重要。

4. 饵食导引，治神养生。饵食就是现在所说的通过药物、饮食物来延缓衰老、益寿延年。导引是古代发明的一些强身健体的内外功锻炼方法的总称，方法很多，流传最为广泛的是华佗的"五禽戏"和南宋时期钟离权的"八段锦"。此外，古代还有采气、炼丹、辟谷、胎息、入定、房中、行炁、布炁、坐忘等多种方法。

第四章 和谐

"和"是中国传统哲学的重要范畴。老子说:"冲气以为和。"荀子说:"万物各得其和以生。"《论语·学而》:"有子曰:'礼之用,和为贵。'"

"和"的本义就是和谐和缓,平和、温和、柔和,表达的是柔和融洽状态;"谐"表达了社会、自然界、人体的协调一致与有序。"和谐"就是浑然一体,配合得适当,和睦协调,是自然的最佳境界和终极状态,也可以认为是"道法自然""自然而然"的另外一种表现形式。

在中医养生的理论与实践中,"和"既是养生追求的稳定状态,平正中和,不损不亢;也是一种重要的养生调和方法,气血调和,五脏和谐,天人合一;又是养生终极追求的目标,和为贵,和实生物,处天地之和,法于阴阳,和于术数。

第一节 和实生物 (《国语·郑语》)

1. "和谐"是对人体最佳状态的保持与追求。人体健康状态应该不偏不倚,中正平和，健康舒适；行为举止端庄得体，恰到好处；人际关系和诸友善，关系融洽；家庭和谐，家和万事兴；人体内在组织系统器官和谐，人体健康无病。这种状态的保持与维护，是通过心理养生、行为养生、饮食养生以及各种具体养生方法实现的。

心身健康的本质是"和"。所谓天人合一，天地和谐。就人类而言，就是关系和、心身和、气血和。《灵枢·本藏》："是故血和则经脉流行，营复阴阳，筋骨劲强，关节清利矣；卫气和则分肉解利，皮肤调柔，腠理致密矣；志意和则精神专直，魂魄不散，悔怒不起，五藏不受邪矣；寒温和则六府化谷，风痹不作，经脉通利，肢节得安矣。此人之常平也。"健康的标准就是一个"和"字，养生的目的就是"保和""求和""和谐"。

2. "和"是对各种养生方法综合集成的描述。各种养生方法的根本都在追求"和谐"。"和谐"是实现养生目标的重要举措，所谓"以他平他谓之和"。中医的调整阴阳、调和气血、调和肠胃、"谨和五味"等，都是通过"和法"实现"和谐"的具体应用。

3. "和谐"是对人际关系的基本要求。"和谐"是良好人际关系的基础，《国语·郑语》提出的："和实生物，同则不继"。自然与社会实现了和谐，则万物即可生长发育；如果完全相同一致，则无法发展继续。

《论语·子路篇》指出："君子和而不同，小人同而不和"，明确了君子可以与他周围保持和谐融洽的氛围，但他对待任何事情都持有自己的独立见解，而不是人云亦云，盲目附和；小人则没有自己独立的见解，虽然常和他人保持一致，但实际并不讲求真正的和谐贯通。此外，"和为贵""君子谦和""平和处事""家和万事兴""天人和德"等，都强调良好和谐的人际关系在健康中也占有重要地位。这也是养生的重要内容。

4. "和谐"是实现世界卫生组织（WHO）健康标准的实际举措。"健康不仅仅是没有病和不虚弱，而且是身体上、心理上和社会适应能力上三方面的完美状态"，这是一种身体、心理与社会关系的和谐状态；此后，又增加了道德健康，从行为规范角度进一步完善和谐的健康内涵；2000年，世界卫生组织又提出了"合理膳食，戒烟，心理健康，克服紧张压力，体育锻炼"的促进健康新准则。综合以上内容可知，"和谐"贯穿于始终。

第二节 处天地之和 *（《素问·上古天真论篇》）*

1. 言谈举止心平气和，和声细语。 保持良好的心理状态，气定神闲；待人接物言谈举止心平气和；不使名利思想以及喜怒忧思悲恐惊等七情内扰于心；不令风寒暑湿燥火等六淫扰于外，言谈举止和声细语，用平和而细小的声音交谈，内容言之有物；即便是谈判辩论亦是如此，所谓"有理不在声高"。和蔼可亲、和颜悦色，既是个人修养的体现，也是化解矛盾，解除争端和敌对情绪的有效方法。

2. 交际和蔼可亲，和颜悦色。 与人交往要态度温和，性格善良，给人留下很好的第一印象，如此更容易相互接近，相互了解，为进一步加深沟通奠定基础；即便位高权重，或者在一些特殊场合下需要保持个人的仪表仪容与风度尊严，也应该做到古人要求的"虽若凛不可犯，而实蔼然可亲"。和蔼可亲、和颜悦色，表面看是一种外在的态度与情感的无意流露，深层次体现的则是个人内在的层次、品位、境界与修养，也是与人为善的积极表现。

3. 邻里和平共处，居家家庭和睦，夫妻琴瑟和调。 古语"远亲不如近邻，近邻不如对门"等，强调的就是邻里之间要互相谦让，互相包容，相互帮助，和平共存，坚决杜绝"以邻为壑"的损人利己行为；家庭关系讲究和睦，所谓"家和万事兴"。

4. "目不视淫色，耳不听淫声，口不出恶言"，保持心境的平和。 汉代辞赋家枚乘在著名的赋作《七发》中指出："纵耳目之欲，恣肢体之安者，伤血脉之和。"强调的是不要放纵耳目嗜欲，也不要恶语伤人，否则就会损伤血脉的和畅。"心平耳顺太玄道，秋月春花二月天"中也蕴含了这个养生之道。

5. 控制口腹之欲，保持五味调和。 养生的秘诀之一就是调和饮食，节制饮食，一切讲究"度"。调和饮食，既要保持食物种类的多样性，还要"谨和五味"，保证食物酸、苦、甘、辛、咸的和谐有度，如此才能避免"勿使过之，伤其正也"事件的发生。

6. 运动养生要中庸合和，从容和缓。 中医养生运动主张刚柔并重，更强调从容和缓。传统的五禽戏、八段锦、太极拳、易筋经、导引吐纳等养生方法，都是从容和缓的代表。目的是避免"过则为病""生病起于过用"。

7. 调和阴阳，以平为期是中医治疗的根本。 阴阳平衡是机体保持正常生理状态的根本保证。如果机体阴阳平衡失调，会导致机体脏腑功能失调，可能会引起疾病的产生。

第三节 和气汤

和气汤出自《杂病广要》。

组成："忍"字，"忘"字。

功用： 专治一切客风、怒气、怨气、抑郁不平之气。

用法： 先用一"忍"字，后用一"忘"字。上二味和匀，不语唾送下。服后更饮醇酒五、七杯，使熏然半酣尤佳。

解析：《素问·举痛论篇》指出："百病生于气，怒则气上，喜则气缓，悲则气消，恐则气下，寒则气收，炅则气泄，惊则气乱，劳则气耗，思则气结。""怒气、怨气、抑郁不平之气"，皆属于"气"的"失和"为病。

"忘"掉烦恼忧愁，让时间化解掉一切伤痛，实在是有益身心的良药秘方；"忍"具有多方的含义：遇事镇定自若，三思而行，是所谓"小不忍则乱大谋"；要想成就伟大的事业，要忍得住清苦，耐得住寂寞。

和气汤的固然精妙，服用方法亦令人叫绝！如何做到"忍"和"忘"？"不语唾送下"可谓道破天机。要知道"沉默是金""无辩医谤"，遇事保持沉默，一则可以给自己留下足够的思考时间；二则可以杜绝"你有来言，我有去语"的无谓争吵，避免激化矛盾，造成冲突。正所谓"见怪不怪，其怪自败"。此时忍气吞声，一切尽在不言中。

"服后更饮醇酒五、七杯，使熏然半酣尤佳"，与其说是服用法，不如说是调理法更为恰当。"何以解忧？唯有杜康。"适量饮酒，确实可以疏通血脉，缓解精神紧张与压力，消除烦恼忧愁。但是"饮酒不醉最为高"，否则"酒乱人性"，不惟于健康无益，还会"借酒消愁愁更愁"，如果因为"酒壮人胆"，做出失去理智的举动，则有失原方立方之旨。应该指出，不饮酒的人，不胜酒力之人，饮酒难以把持自己行为之人应该慎用。

第四节　因而和之，是谓圣度 （《素问·生气通天论篇》）

1. **气血冲和，万病不生**。冲和，淡泊平和。《道德经》指出："冲气以为和。"后以"冲和"指真气、元气。拂郁，愤懑、瘀滞、闭塞。气血以通达为顺，营养、滋润全身。气血运行通畅，卫外机能正常，五脏阴阳平衡，人体健康不病。如果气机闭塞，血脉淤滞，流通不畅，各种疾病就会随之发生。《滇南本草》"气血调而阴阳固守，忧郁开而疾病不生"，则是从正面强调了"气血冲和"的重要性。

2. **"气流则形和，气鳌则形病"**。"人之五脏六腑，百骸九窍，皆一气之所通，气流则形和，气鳌则形病"。形和，形体和谐；鳌，音 zhōu，《元和郡县图志》："山曲曰鳌。"这里指气血流通不顺畅。人体五脏六腑，百骸九窍，都是由"气"来贯通、温煦的。"气"是人体生命活动的原动力。如果气机顺畅通达,五脏形体就会调和、协调,人体也就健康不病;如果气行瘀滞,气虚、气逆,人体就会生病。这是强调气机的调达对健康的重要性。

3. 医事贵缓,医道尚和。"和"的思想渗入中医理、法、方、药等各个环节和层次,目的都是为了"法于阴阳,和于术数",以求和谐。无论是"本草石之寒温,量疾病之浅深,假药味之滋,因气感之宜,辨五苦六辛,致水火之齐,以通闭解结,反之于平"的经方,还是针灸导引按摩的"迎之随之,以意和之",无不体现"医道尚和"思想。

4. "和"是完美、完善的体现形式,是和谐、和平、祥和的最佳状态,是养生疗病的最高法则,也是生命的本质和健康的标准。《灵枢·本脏》把"人之常平"的状态总结为"血和""卫气和""志意和""寒温和"等。气血和,则经脉通利;脏腑和,肢节得养;志意和,则情志调畅,精神安宁,心境平和;寒温和,则人对气候变化及饮食温凉能够适应,进而避免邪气的侵犯。

5. "和"是中医治疗疾病的核心。以人为本,以正气为先,重视人体正气在疾病抗争中的地位,调整顾护人体正气,补其不足,以达到扶正祛邪的目的。方法有损其有余,补其不足,刚柔并济等,目的都是求"和谐"。古人将平和之治与平和之药称为"王道之法""王道之药",平和之意明矣!在中医治则治法中,"和法"作为中医"八法"之一,强调治病要"疏其血气,令其调达,而致和平";程钟龄说:"和之义则一,而和之法变化无穷焉"。

6. "和"即健康,"不和"则为疾病。"和"与"不和""失和"是《内经》判断生命活动常与变的关键,"和"则健康,"不和""失和"则为疾病。《素问·五常政大论篇》说:"化不可代,时不可违……无代化,无违时,必养必和。"提示养生疗病必须顺应天地及生命规律,以维持和恢复人体"和"的状态。

《左传·昭公元年》记载:"晋侯求医于秦。秦伯使医和视之"。医和在诊查疾病后,对晋侯做了详细的病情分析后指出,六气失和是引致各种疾病的主要原因,加之

"烦手淫声，慆堙心耳，乃忘平和"。诸多原因，导致"失和"。"气相得则和，不相得则病"；"血气不和，百病乃变化而生"。

7. 人与自然的天人相应之和，人际关系的人和，人身的阴阳之和、气血之和、脏腑之和、情志之和、营卫之和、表里之和、劳逸之和、饮食之和等，都是健康的要素。无论养生治疗，还是防病治病，求"和谐"始终是应该保持与维护的。推而及之，阴阳失和，脏腑失和，气血不和，形气不和，心身不和等，都是致病之由，养生防病治病，都是在通过"纠偏"以求"和谐"。中医所说的："谨察阴阳所在而调之，以平为期"，其中的"平"，就是平和、中和、保和与和谐状态。

养生三大原则

心理养生
PSYCHOLOGICAL REGIMEN

行为养生
BEHAVIORAL REGIMEN

饮食养生
DIET REGIMEN

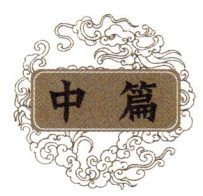

心理养生、行为养生、饮食养生，养生三大原则

从本质而言，心理养生、行为养生、饮食养生可以囊括各种养生学说。心理养生以养神为主；行为养生以养气为主；饮食养生以养精（形）为主。

世界卫生组织对健康定义的核心要素是，身体上、心理上、社会适应能力上以及道德上的健康。心理健康、行为健康以及"合理膳食，戒烟，心理健康，克服紧张压力，体育锻炼"等。

综合以上可知，世界卫生组织虽然列举了诸多项具体内容，但是，这些具体内容都可以按照"三大原则"进行归类，故可将其概括成养生的"三大原则"。例如，心理健康包括道德健康；行为健康包括社会适应能力、合理饮食行为；合理膳食就是饮食健康；戒烟属于行为健康；克服紧张压力属于心理健康和行为健康；体育锻炼属于行为健康。

世界卫生组织健康要素是对健康的具体描述与要求，属于目标范畴。本书将其从养生三大原则角度阐述，为健康的基本要素补充了具体的方法。基于此，本书明确以心理养生、行为养生、饮食养生为中医养生的三大原则，是有理论与实践依据的。

第一章 心理养生

心理养生是指从精神上保持良好状态，以保障机体功能的正常发挥，来达到防病健身、延年益寿的目的。其针对的是人群的精神心理状态，并以维护这种正常状态为主要目的。

第一节 心理健康的判定

心理健康不像躯体健康那样具有比较明确的理化检测指标，主要通过个体的认知、情绪、意志、个性、行为、社会适应、人际关系、家庭关系、心理承受能力等方面表现出来。基于此，作者从中医角度提出全新的"心理健康判定"方法。

1. 形与神俱，表里如一。心理是内在的反应，多数情况下并不形于色，使得心理健康状态的判断较为困难。据此，本研究以"形与神俱"作为心理健康的判别要点之一。

形与神俱要求人的心理状态和身体状态是浑然一体的，所谓"有诸内必形诸外"。

从面部表情来看，是真正发自内心的快乐还是强颜欢笑、故作镇定？从外在形态上看，是真正的心宽体胖、肌肉筋骨孔武有力，还是外强中干、肥胖病态？从整体上看，其年龄与身体状态是否相符？有无未老先衰、耳聋眼花、语言含混不清甚至错乱、动作失调甚至老态龙钟？形与神俱表明形神俱旺，协调统一，自然年过百岁。

2. 精神内守，精气内敛。指精神内存而不涣散，精不妄伤，神不妄动，如此能保持精足血满，气旺神生，正气充足，身心健康无病。具体表现为精力充沛，乐观向上，有强烈的求知欲，喜怒不形于色，能控制自己的情绪，言辞得体，表情和蔼，生活规律，喜欢安静思考，交际娱乐有度。这些对分析判断心理健康状态与否是有参考作用的。

一般而言，各种现代理化检查指标正常的人，大多心理健康；不容易患病的人大多心理健康；淡泊名利，与世无争的人大多心理健康；生活有规律，能安居乐业，安于现状、安贫乐道的人大多心理健康；热爱工作生活，积极进取，刻苦学习，努力工作的人大多心理健康；有信仰有追求有明确人生目标的人大多心理健康；审时度势，知进知退，知守知止，能看破放下的人大多心理健康。

3. 志闲少欲，自得其乐，能控制各种欲望。心志安闲，自得其乐，不争名夺利，没有非分之想，没有不良嗜好，不追求美味美食，也不追求锦衣华服；情绪安定，没有紧张焦虑情绪。这种人看似与世无争，实际上是"得道高人"，更是心理健康的表现。

4. 择善而从，与时俱进，不偏执。心理健康的人心胸开阔，兼容并包，对任何事情都不绝对化，更不走极端，有正确的是非观念。就养生而言，不排斥各种正确的养生方法，但又不盲从，不迷信，能够根据自己的知识与经验做出判断，择其善者而从之。

5. 平易近人，人际关系和谐。心理健康的人没有任何思想负担，以安静愉快为目的，以悠然自得为满足；在具体的行为举止上，符合主流社会的一般道德标准和价值观，能使自己的嗜欲喜恶与世俗社会相适应，不是孤家寡人；平易近人，四海之内皆兄弟，有良好的同事邻里关系，没有恼怒怨恨之情。

第二节　心理养生法

情绪的变化能直接影响人体的各种生理活动，不良的情绪状态会给人的身体健康带来不良的后果。如何保持良好的情绪，就成为人们生活中不可忽视的重要问题。根据观察与体验，下列心理养生法，有助于保持良好的情绪。

一、森田疗法

本疗法由日本东京慈惠会医科大学的森田正马教授于1920年创立，是一种顺其自然，为所当为的心理治疗方法，主要是用于治疗抑郁症、神经症、植物神经功能失调等身心疾病。森田疗法作为一种对人生观的陶冶，不仅能使病人超越症状，还能使病人产生向上的欲望，将自己的潜能发挥出来。从本质上来说，森田疗法是集心理养生与行为养生于一体的综合疗法。

其治疗原理以"顺其自然，为所当为"为基本治则，以消除思想矛盾，并对其情感施加陶冶锻炼，使其摆脱疾病观念，针对精神交互作用这一症状发展的机制，顺应心理状况，按照患者的症状和体会，使之顺从自然，纠正不良心态及行为。

森田理论要求人们把烦恼等当作人的一种自然的感情来顺其自然地接受和接纳它，不要当作异物去拼命地想排除它，而是要顺其自然地接纳它，默默承受和忍受它，如此就可从被束缚的机制中解脱出来，"消除或者避免神经质性格的消极面的影响，而充分发挥其正面的'生的欲望'的积极作用"。

二、心理疏导法

对病态心理状态进行疏通引导，使之畅通无阻，从而达到治疗和预防疾病，促进身心健康。《灵枢·师传》："人之情，莫不恶死而乐生；告知以其败，语之以其善，导之以其所便，开之以其所苦。"这是中医心理疏导法的基本内容与原则。

"告知以其败"，指出疾病的危害，引起患者的重视，使患者正确认识疾病；"语之以其善"，指出患者要和医生配合，及时治疗，增强战胜疾病的信心；"导之以其所变"，指出具体的治疗措施，并指导如何调养；"开之以其所苦"，指出患者的消极心理状态，帮助患者从消极的疾病苦闷中解放出来。

三、心理减压法

目的是达成求助者身心的平衡以及生活、工作、家庭的和谐，帮助求助者解决生活中的具体问题，帮助求助者在面对刺激和压力时表现出良好的适应性，消除自己内心世界的情感冲突，有效调适自己的精神心理状态，自我开脱、自我安慰，进而营造一个祥和、豁达、坦荡的心理氛围。如，心理咨询，听古曲《春江花月夜》《渔舟唱晚》《平沙落雁》，以及西方舒伯特的小夜曲、施特劳斯的圆舞曲等等，都可以陶冶性情，消除疲劳，缓解神经紧张，消除疲劳感觉。

四、移精变气法

通过转移对方的精神注意力，进而调整改变其脏腑气机的紊乱状态，从而达到改变身心状态，治疗疾病的目的。现代自我精神转移法与此相同，也是以退为进，将工作生活中遇到的有压力的事情暂放一边，可通过借花解闷，听曲消愁，与朋友交流，安卧静思等方式来转移精神注意力，缓解压力。

五、自律法

通过有意识的主观意志活动或自我心理调整,来控制机体内生理病理变化,暗示自己要放松,使自己平静下来,一切都不想,使身体融入自然。能消除疲劳,保持心情舒畅,以积极乐观的态度面对生活,保证充足的睡眠,养成良好的工作生活习惯,达到心身平衡的目的。

六、其他

此外,居室应安静,灯光色彩应柔和,布置要温馨、和谐、安谧,布置几株合欢花、萱草等绿色植物,或选择玫瑰花、丁香花、合欢花等中药做枕头,此即传统的"合欢蠲忿,萱草忘忧"的芳香疗法。

正确处理好家庭、同事、邻里之间的关系;提倡张弛有度、劳逸结合的生活方式;调整日常生活与工作量;生活应有规律,工作应劳逸结合;太极拳、五禽戏、八段锦、站桩、打坐、放松功、自然呼吸功、导引、散步等医疗体育运动,能活动筋骨、疏通血脉、增强心肺功能,使全身放松,消除疲劳,调节精神,调养身心,强身健体,排除杂念,改善睡眠,对增强新陈代谢,增强机体免疫力,调整心理状态有所帮助。

第三节 心理异常的调整

心理异常是指在生活中出现的不正常的心理活动,包括认知、行为、情感、意志、人格、智能等诸多方面的异常,是一种病态的心理活动。这种异常的心理病态是个体现象,经常随着个人的生活经历、身体状况、人格特征而转移,常常发生在一定数量的社会成员中。

一、自私心理

自私是一种非常普遍的社会现象。先秦名家杨朱"拔一毛利天下而不为"就是典型的自私自利。自私心理具有很强的渗透性，其特点是不讲社会公德，损人利己，极端自私；以自我为中心，目中无人，容不得他人；以公权谋私利，以钱谋私，做权钱交易。

心理养生法

1. 内心自省：自我反省，夜深人静时扪心自问，用自我观察和陈述的方法研究自身的心理现象，多从他人的角度思考问题，或者站在旁观者角度思考，逐渐纠正这种有意无意甚至下意识的心理现象。同时要鼓起勇气，勇于承认自己的缺点错误；加强学习，更新观念，强化正确的社会价值取向。

2. 积极利他：当内心自省或者经过他人提醒，意识到自己的自私行为时，就要下决心改正。同时有意识地参加社会公益活动，日常工作中主动帮助他人，在行动中纠正不健康的行为、心态，从他人的表扬称赞中得到乐趣，以进一步改正自私心态。

3. 回避性训练：以心理学上的操作性反射原理为基础，以强化手段进行训练。具体方法是在手上系一根橡皮筋，只要意识到自己有自私行为，或者要求好友发现自己有自私行为时，就拉一下橡皮筋来提醒。通过反复的自我纠正，逐渐克服自私行为。

二、贪婪心理

贪婪就是对某种事物过分的喜爱和追求。和正常心理相比较，具有不可满足性。

甚至是越满足，胃口越大，越有越想有，越多越想多是典型的贪婪心理和行为特征。"人心不足蛇吞象"形容的也是贪婪心理。

贪婪心理会导致利欲熏心，丧失理智，不顾社会道德、法律、法规的约束和舆论的谴责，疯狂攫取，纵死不惜。此类人大多具有侥幸心理，且意志薄弱。不择手段的财欲，难以满足的贪欲、权力欲，欺世盗名的名欲，色胆包天的色欲等是其共性特征。

心理养生法

1. 自我反问法：连续问自己喜欢什么，然后在纸上写下，逐一分析自己喜欢的事物是否是合理的欲望，哪些是超过自身能力的非分欲望；在这些欲望中，哪些是必需的，可以达到的，哪些是奢望。通过自我反问，了解自己的欲望值，逐渐纠正贪婪心理。

2. 格言自律警戒法：经常阅读、背诵一些关于歌颂廉洁自律、鞭挞贪污腐化的诗文，澄心静坐，净化心灵，纠正贪婪心理；经常通过各种媒体了解因贪赃枉法而获罪的贪官污吏，以此为戒，改正贪婪心理。

3. 知足常乐法：在生活中不能对自己的期望过高，自己的需求和欲望要和自己的能力及社会条件相适应，不要贪图虚荣，讲攀比，内心要想到知足常乐。

三、吝啬心理

吝啬俗称"小气""一毛不拔"，俗语有"瓷公鸡、铁仙鹤，玻璃耗子琉璃猫"的说法。元·散曲的名篇《正宫·醉太平·讥贪小利者》有词形容吝啬，词曰："夺泥燕口，削铁针头，刮金佛面细搜求，无有觅有。鹌鹑嗉囊寻豌豆，鹭鸶腿上劈精肉，蚊子腹内夸脂油"，真是入木三分！

吝啬者具有一定的冷漠性，他们非常看重名利，为了既得利益可以六亲不认，对别人的困难、痛苦，对待公益事业毫无怜悯关爱之心。吝啬者具有心理封闭性。他们很少参加社会活动，不关心周围事物，不愿帮助别人，很少有知心朋友，因此内心也显得非常封闭。

心理养生法

1. 自我醒悟法：自我反省，自我思考，从内心深处领悟吝啬的危害，客观、理智、正确地看待一切事物，逐渐纠正这种不健康的心理状态。

2. 阅读宗教书籍：几乎所有的宗教书籍都提倡扬善除恶，告诫人们要普度众生，慈悲为怀，多做好事，多做善事，强调善有善报。通过反复阅读，潜移默化，逐渐消除吝啬心理。

3. 小量施舍法：消除吝啬心理不妨从小事做起，如给乞丐以小数量金钱、衣物、食物的施舍，参加一些社会公益活动，为公益事业捐款献爱心等。通过这些活动消除吝啬心理，对钱财有一个正确的认识，积小善为大善。

四、空虚心理

空虚心理是指一个人的精神世界一片空白，没有信仰、没有理想、没有追求、没有寄托，整日百无聊赖，沉溺于电脑手机、牌桌餐厅，醉生梦死，虚度时光。空虚无聊的主要表现是，当动手去做一件事时，又感到没兴趣；换另一件事做又产生同样感觉。"无所事事"是空虚无聊感的核心内容。此外，一些先富起来的人由于自身素质不高，染上富贵病、暴富综合征，也容易出现空虚心理。

心理养生法

1. 客观看待社会：凡事要看社会的主流，看发展，不要用静止的、片面的、消极悲观的观点看待社会，要提高思想觉悟，根据自身的实际情况，积极主动地适应社会。

2. 提高思想意志品质，加强自身抗拒挫折的能力，把握自己的命运，凡事抱有平常心，正确对待成功和挫折，真正做到"不以物喜，不以己悲"。

3. 读名人传记，了解名人的奋斗成长经历，从中吸取力量；参加社会活动，从事公益事业，填补内心空虚；培养兴趣爱好，转移注意力，充实生活，填补空虚。

五、病态怀旧心理

怀旧是一种正常的心理现象，对往事的回忆、对亲朋好友的美好回忆实际上是一种美德。病态的回忆则是与此不同的一种怀旧方式，主要表现为强调今不如昔，思想复古，虽然生活在今天，兴趣爱好却停留在昨天，思想行为与当今社会格格不入，这种怀旧实际上是一种病态的社会心理现象。

病态怀旧主要表现为思想行为不合时宜，对当今社会抱有偏见，不满意现状，又无能为力，只有采取回避的态度，自谓"眼不见心不烦"。病态怀旧存在于各个人群的各个年龄段，但表现形式却有所不同。

心理养生法

1. 走出过去，走入现实：应该加强学习，尽快适应这个社会，了解并接受新生事物，从历史的高度、发展的眼光动态地看待问题，历史潮流，不能停滞不前。

2. 自我重新定位：在过去与现实之间积极寻找最佳结合点，重新确定自己的位置，争取好汉不提当年勇，新时代再立新功。

3. 变病态的怀旧心理为积极因素：正确吸收借鉴怀旧心理中的积极因素，如艰苦朴素、心态平和、同事和邻里关系融洽等，争取用这些美好的习惯在现实生活中再立新功。

六、浮躁心理

浮躁心理是指做任何事情都没有恒心,见异思迁,喜欢投机取巧,讲究急功近利,强调短、平、快,立竿见影,平时则无所事事,发脾气,不能安稳工作。浮躁心理是当前我国最严重的一种病态心理,危害极大。

浮躁心理从表现特点上看心神不宁、焦躁不安、喜欢冲动、冒险,甚至铤而走险等。浮躁是一种冲动性、情绪化与盲目性相互交织的复杂的病态现象,它使人们失去准确定位,让人随波逐流,盲目行动,不计后果,与脚踏实地、艰苦创业、励精图治、公平竞争的社会准则相抵触,对国家、社会、个人有害。

心理养生法

1. 不盲目地攀比,在生活中摆正自己的位置;脚踏实地地工作,要有开拓、进取、创新意识和竞争精神。但是,这些应建立在持之以恒、坚持不懈、任劳任怨基础上。

2. 凡事三思而后行,切忌盲目冲动、丧失理智;遇事善于分析思考,一切从实际出发,不能跟着感觉走。

3. 要有长期长远的目标规划,不能急功近利。

七、虚荣心理

虚荣心是自尊心的过分表现,是为了引起普遍注意而表现出来的一种不正常的社会情感。虚荣心具有一定的普遍性,是一种常见的心态。为了表现虚荣心,常常会用炫耀、夸张、哗众取宠的方式来引人注目;虚荣心的取得不是通过扎实的工作取得应有的名望的,而是通过炫耀、显示、卖弄等不正当手段来获取荣誉地位。

虚荣心的行为表现为攀比、夸张、炫耀、吹牛、隐瞒;在生活中表现为嫉妒、自尊、爱面子，否定自己的短处，夸大自己的长处，甚至通过不正当的手段满足自己的虚荣心理。

心理养生法

1. 树立正确的人生观：对荣誉、名誉、地位、得失、面子要有一种正确的态度，人生在世需要一定的名誉地位，这种追求必须和自己的身份、能力角色相一致。如果打肿脸充胖子，沽名钓誉，就会加重虚荣心。树立正确的人生观，从挫折中悟出人生真谛，建立自强自信自爱信念，消除虚荣心。

2. 清楚自己的社会角色：不要盲目攀比，正确评价自己的人生地位，不要贪图虚名，在社会生活中把握好攀比的尺度。

3. 树立良好的学习榜样，脚踏实地，积极进取，不务虚名，实事求是。

4. 纠正虚荣行为，采用心理训练的方法进行自我纠偏，反复训练，就会取得成效。

八、嫉妒心理

嫉妒是指对他人的优越地位而在心中产生的不愉快情感，是一种病态的心理行为。嫉妒以对别人的优势心怀不满为特征，导致心情的不愉快，自己心中惭愧、怨恨、恼怒甚至带有破坏性的情感。

嫉妒主要表现在对别人地位、金钱、财富、相貌、工作等一切的憎恨。初期大多深藏心底，不为人所察觉，进一步发展则表现为嫉妒的完全释放，直接交锋，出现挑剔、挑衅、造谣，甚至陷害。甚则会引发丧失理智，攻击对方，希望置人于死地而后快。

心理养生法

1. 正确看待人生的价值：彻底摆脱私心杂念，心胸开阔，不计较眼前的个人得失。一个埋头于自己事业追求的人，是无暇顾及别人的事情的。

2. 发挥自我优势：尺有所短，寸有所长，每个人都有自己的优势和长处，事事都要求出人头地是不可能的。要全面地认识自己，认识自己的不足，争取改善现状，开创新局面。

3. 要有豁达的人生观：人生是一个大舞台，每个人都在扮演着自己的角色，每个人都各得其所。应该正视对方比自己强，有的地方比自己高明，从而能够重新认识、塑造自己，寻找最佳的位置。

4. 加深相互了解：许多嫉妒心理的产生都是由于误解造成的，嫉妒者认为对方的优势会对自己造成损害，从而耿耿于怀。对于这种情况，要敞开心扉，主动接近，加深了解，相互沟通，避免发生误会。

第二章 行为养生

行为的基本意思是举止行动。行为活动是受思想支配而表现出来的外表活动。人的动作、发出的声音、流露的语言、做出的反应等都属于行为范畴。

人的行为可分为外显行为和内在行为。外显行为是可以被他人直接观察感知的，如言谈举止；而内在行为则是不能被他人直接观察感知的，如意识、思维活动等，即通常所说的心理活动。一般情况下，可通过观察人的外显行为，进一步推测其内在行为。行为养生是指通过有目的的行为规范与调整而达到养生的效果的养生方法。

第一节 行为养生原则

《黄帝内经·素问·上古天真论篇》制订了行为养生的原则规范，今天看来仍然具有现实意义。其中，"法于阴阳，和于术数"是行为养生的两大原则。

一、法于阴阳

按照自然界的变化规律而起居生活,"日出而作,日落而息",随四季的变化而适当增减衣被等。如此才合乎法度,合乎自然界阴阳消长变化的法度,这是行为养生的基本准则。

1. 顺四时,适寒暑

顺应季节气候的变化,以平和的心态面对,以正确的方法保障,以良好的身体状况适应。这是强调人与自然关系的和谐统一,所谓"天人相应""道法自然"。

2. 春夏养阳,秋冬养阴

春夏之际,阳气当令;春时阳气生发,夏时阳气旺盛。早春之际,阳气出生,寒气犹在,"乍暖还寒时候,最难将息"。此时最容易伤风感寒,损伤阳气;夏时阳气极盛,暑热邪盛,腠理开,汗大出,大热耗气,加之贪凉冷饮,夏夜纳凉,最易伤阳,所以要春夏养阳。秋冬之际,阴气当令,阳生阴长,阳杀阴藏。此时阳气肃杀收束,则阴气封蛰潜藏。秋季燥为主气,燥性干涩,易伤津液阴血,秋季养生当滋阴润燥;寒为冬季的主气,冬时寒盛,人们很注意室内保暖,外出厚衣貂裘,饮食喜食辛辣热烫之物,有时还会饮酒以御寒。辛辣之品易生内热,酒易生湿热,热盛伤阴。因此,秋冬之时既要避免燥邪,又要避免过食辛辣和过量饮酒伤阴。所谓秋冬养阴。

3. 春生夏长,秋收冬藏

自然界的规律是春天萌生,夏天生长,秋天收获,冬天储藏,养生同样要循此规律进行。从养生的角度看,顺应四季,春夏养阳、秋冬养阴,冬病夏治、夏病冬治,就是按照春生、夏长、秋收、冬藏的规律来调整自己的生活,从而达到健康养生事半功倍的效果。人体之气与自然界之气是相通的,养生也要遵循这种变化,使生命活动与自然同步。"借自然之力，养生命之体"。

中医认为，四时阴阳是万物的根本，所以最高明的养生就是顺四时，适寒暑；春夏养阳，秋冬养阴，就是尊崇春生夏长、秋收冬藏的基本规律，这就是"养生知本""养生求本"。违反自然之道就会导致各种疾病的发生；遵循自然之道养生，就可避免疾病的发生，这种做法被称为"得道"。

二、和于术数

术数的含义很多，这里专指方法、门径。所谓"和于术数"，广义来说就是根据正确的养生保健方法进行调养锻炼，包括心理养生、饮食养生、生活规律、适量运动、戒烟限酒、不过度劳累等；狭义来讲，专指行为举止要符合各种规范，包括运动、生活起居、视听、言谈举止、求医问药等多项内容。

1. 和喜怒

喜怒是中医"七情"的简称，包括"喜怒忧思悲恐惊"等多种情感。情绪、情志、情感属于精神心理范畴；但在具体表现上，则又属于行为范畴，毕竟情绪情感情志流露于外，影响人的行为。行为养生可通过内部的调整"七情"，达到改变外在行为的养生目的。中医有"百病生于气"的说法，各种情绪、情志、情感的刺激，都会影响人体气机的正常运行，躯体行为必然随之变化。"怒则气上，喜则气缓，悲则气消，恐则气下，惊则气乱，思则气结"等，都是"喜怒不和"的表现。

2. 安居处

第一层含义主张的是要"随遇而安"。不管是身居广厦，还是蜗居斗室，居住环境都要保持祥和宁静，住所稳定。

第二层含义是起居有常，生活起居要有规律，符合四季养生主张的"夜卧早起"

"早卧早起""早卧晚起"的起居要求。不一味追求豪屋大宅,要深信"屋宽不如心宽,心宽胜似屋宽"。

第三层含义是强调居处的外在环境,但更坚信"境随心转""福人居福地,福地福人居",只要心情宁静,淡然处世,用一颗善良之心对待他人,就处处是好地,人人是好人;另一层含义是构建和谐的邻里关系之意。

3. 形劳而不倦

劳是指劳动、劳作。汉代名医华佗说过:"人体欲得劳动,但不当使极耳;动摇则谷气得消,血脉流通,病不得生。譬如户枢,终不朽也",明确了"劳动"的原则与原理。劳动创造了人类,人体必须劳动,但又不能过劳;适度的劳作能促进消化吸收,使血液流通顺畅,人体健康,不易生病。成语"流水不腐,户枢不蠹"讲的就是这个道理。

每个人的体质情况不同,"小劳"的度也有差异,并没有一个量化的标准。基本的判断方法是只要达到"形劳而不倦",即劳动运动后不十分疲倦,或很快恢复正常,即为合适。长时间、超限度的"劳"就会导致"五劳所伤"。中医所说的劳心伤神、劳力伤筋骨、房劳伤肾,现代医学所说的慢性疲劳综合征、过劳死等,都是"过劳",都违背了"无妄作劳"。真正的劳动运动,还是如药王孙思邈所说的"常欲小劳"为宜。

4. 虚邪贼风,避之有时,避其毒气

虚邪、贼风、毒气,泛指一切不正常的气候变化和有害于人体的外界致病因素。在行为养生过程中做好内外防护,防止外来致病因素乘虚而入是重要方法。一是要做好个体防护工作,或远离传染源,远离易感人群或患者;疫情期间戴口罩,穿防护服,做好隔离等。二是通过各种有效的方法提高人体防病治病能力,就是通常所说的"正气存内,邪不可干"。现代预防医学的相关内容,也包含"避"的含义。

5. 嗜欲不能劳其目，淫邪不能惑其心

这通常被认为是心理健康的重要标志，在行为养生方面，同样具有指导意义。字面的意思是，任何不正当的嗜欲都不会引起他们注目，任何淫乱邪僻的事物也都不能惑乱他们的心志，这是有定力，能自觉抵制不良诱惑的正常行为与反应。戒烟限酒，节制饮食，不逞一时之快而口无遮拦，不逞一时之勇而争强斗狠，不为功名利禄所诱惑，不利令智昏等，都属于此范畴。

6. 呼吸精气，肌肉若一

通过导引吐纳等锻炼方法，使周身、肌肉浑然一体，功能完美，协调一致。这是我们调理身体所能达到的最高境界，也是形与神俱、形神一体的综合体现。

第二节　行为养生方法

行为养生包括行为调整、行为锻炼以及多种行为养生方法的综合运用等三部分，三者共同构成行为养生的主要内容。

一、行为调整养生法

本部分内容出自《芦居浅语·解人颐》"二十四医"，其中论述的内容，完全属于行为调整养生范畴，仍具现实意义。

节饮医醉　治疗醉酒的最佳药物就是不饮酒、少饮酒，除此以外，别无他途。每个人对酒精的耐受量是不尽相同的。"譬如酒之于人，有濡吻而眩，有逾石不醉者"。宋·叶适《橘枝词记·永嘉风土》有"只消一盏能和气，切莫多杯自害身"。

独宿医淫　"淫"在中医里为太过之意。自然界之六气过亢，则为"六淫"，"六淫"之"淫"，即为太过之意。"独宿医淫"，实际上说的是葆精寡欲、避免房劳过度的最有效方法，就是分房独宿。养生首先是寡欲。人体的元气有限，但情欲无穷。如果以酒为浆，以妄为常，醉以入房，以竭其精，必定精竭而身亡。《仙经》告诫："无劳尔形，无摇尔精，无使尔思虑营营，可以长生，智者鉴之。"

葛洪明确指出："下士异被，中士异床，上士异房"。袁开昌《养生三要》对此有过精妙论述："独宿之妙，不但老年，少壮时亦当如此。日间纷扰，心神散乱，全在夜间酣睡，以复元气。若日内心猿意马，奔走驰驱，及至醉饱，又复恣情纵欲，不自爱惜，如泥水一碗，何时得清！"

衣布医艳　《周易·系辞上》："慢藏诲盗，冶容诲淫。"后世演化为一句成语"诲盗诲淫"。"布衣医艳"一是告诫人们，在衣着方面，要尽量朴素大方，大众化，不要追求奇装异服，不做另类打扮，否则，会影响社会公众对你的认识与评价；其二是强调衣着朴素，保持低调，有助于身心健康。

苑蔬医腥　"苑蔬"，意思是指在庭院中多种植有益的蔬菜水果，不可追求奇花异草，防止玩物丧志。蔬菜不仅可以补充日常饮食之需，还能合理调节饮食结构，对身心健康有益。从这个意义来说，虽然现代人很少有适宜的场地种植植物，但对亲近自然，了解食物蔬菜的来之不易，珍惜粮食，杜绝浪费，也有借鉴意义。

输粮医累　"输粮"就是指运输粮食。农业社会的商品主要是粮食，每年粮食丰收后，除保留自己的使用外，应当尽量把它作为商品流通出去，否则就会造成积压。从现代社会来看，应该是强调合理理财，为多余的资金寻找出路，以追求最大的经济效益。

偿逋医羞　"偿逋"是指偿还拖欠别人的各种债务。俗话说，"好借好还，再借不难"。拖欠别人的债务，要及时清理偿还，不能失信于人。

慎言医祸　"病从口入，祸从口出"，"是非总由多开口，烦恼皆因强出头"。"沉默是金"，"话多不如话少，话少不如话好，话好不如话巧"。为人处事一定要谨言慎行。

敏事医懈　《颜氏家训》有言："积习成懒，积懒成病。"过度安逸，甚至懒惰，是致病的原因之一。"黎明即起，洒扫庭除"，"一日之计在于晨"等古训，都是在强调生活工作要养成一个良好的习惯，做事情要抓紧时间，要勤劳，保持良好的精神状态和奋发向上的精神面貌，促进身心健康。

反求医侮　遇到事情首先应该在自己身上找原因，不可一味地责怪他人，要自我反省。孔子"每日三省吾身"，以求自改，这是一种高尚人格的具体体现。对于养生而言，中医也是从自身寻找原因，并加以预防。

无辩医谤　韩愈在《原毁》指出："世修而谤兴，德高而毁来"。意思是说世道平安兴旺，就会有流言蜚语出现；人的道德高尚了，就会有人出来诋毁贬低他。"无辩医谤"不是叫人一味忍耐，而是要用健康快乐的心情去对待，用正确的方法去解决；肆意诽谤他人是违法行为，要负法律责任的。无论如何都不要采取"打嘴架"的方式进行无谓的论争。

安分医贪　贪婪是人的本性之一。安分守己，安贫乐道，通过自己的辛勤工作积累财富，体现自我价值，实现人生目标。苏东坡《前赤壁赋》："且夫天地之间，物各有主。苟非吾之所有，虽一毫而莫取。惟江上之清风，与山间之明月，耳得之而为声，目遇之而成色。取之无禁，用之不竭。是造物者之无尽藏也，而吾与子之所共适"，道出安分守己之乐。

卑己医骄　毛泽东教导："要谦虚谨慎，戒骄戒躁"。谦虚谨慎是为人处事的美德，骄傲自满是为人处事的大忌。自以为是，目中无人，狂妄自大，容易使人产生自满情绪，破坏内心的宁静祥和，进而影响到为人处世，使人际关系不良，人们如敬鬼神而远之，工作生活中失去朋友和知己，只能自吞恶果。

省费医贫　厉行节约，反对铺张浪费是中华民族的传统美德，"贪污、浪费，是极大的犯罪"。人体健康也需要时刻呵护，精心调养，切不可曲运神机，殚精竭虑，消耗"精气神"，否则气血耗散匮乏，诸证蜂起，百病生焉。所以，不可以酒为浆，以妄为常，不妄作劳，要注意凝神敛气，保持精血的充足，不使其过度消耗。

勤学医贱 "学不可以已"。学习是一件伴随终身的事情，特别是现代信息社会，知识更新极快，如果我们的学习速度赶不上知识更新的步伐，无疑将被社会淘汰。所以要不断学习，不断地充实完善自己，提高自身的能力，提升自己的精神境界。从健康的角度讲，通过学习可以找到适合自己的养生方法，纠正以往的错误认识，对自己重新定位，实现自己的长寿计划。

静坐医烦 "烦"属于七情致病的一种。追逐名利，所愿不得，焦躁忧虑，心猿意马，意乱情迷，迷失自我是主要原因，而精神心理疾病的发生是其结果。胡思乱想，心旌摇动，杂念蜂起，欲火中烧，扰乱心神是其基本病机。诸葛亮说过："静以修身，俭以养德"；《名贤集》也有"静坐常思己过，闲谈莫论人非"的告诫。《黄帝内经》："清静则肉腠闭拒，虽有大风苛毒，弗之能害"，从深层次揭示了内心清静平和的神奇效果。

清淡医寂 清静恬淡处事是行为养生的关键。"淡泊明志，宁静致远"也是养生的准则。"修身在正其心，养生在养其心，治病在治其心"，心为君主之官，主明则下安，以此养生则寿，心动则五脏六腑皆摇，百病变化而出。

种花医思 莳花弄草，不仅可以陶冶情操，怡情养性，还可以体察物性，起到移精变气，缓解精神紧张与压力的作用。

啜茗医睡 喝茶能提神，令人神清气爽，心情愉悦，精神振奋。唐朝的《证类本草》认为茶叶能"利大肠，去热解痰，主下气，除好睡，消宿食"；唐代陈藏器《本草拾遗》提出："茗（茶），久食令人瘦，去人脂，使不睡。"《饮膳正要》："凡诸茶，味甘苦微寒，无毒。去痰热，止渴，利小便，消食下气，清神少睡。"突出强调了茶的多种医疗作用。

弹琴医躁 烦和躁意思相近，都是指心不静。弹琴医躁，主要缘于古琴有"五音"。五音入五脏，各有所归属，借助五音对五脏的调和作用，平衡脏腑功能，消除郁积之气，清解亢盛之火，燮理五脏阴阳，调整经络气血，达到治疗作用。

现代研究表明，某些音乐特有的旋律与节奏能使人的血压降低，基础代谢和呼吸的速度减慢，使人在受到压力时所产生的生理反应较为温和。音乐的治疗功能，是透过音乐的物理作用，直接对体内器官产生共振效果。当听到音乐产生的振动与体内器官产生共振时，会使人体分泌一种生理活性物质，调节血液流动和神经，让人富有活力，朝气蓬勃。

索句医愁　出自宋代孙光宪的《北梦琐言》。据载："唐相国郑綮，虽有诗名，本无廊庙之望。或曰：相国近有新诗否？对曰：诗思在灞桥雪中驴子上，此处何以得之？盖言平生苦心也。"后用为苦吟的典故。中国古代有许多苦吟诗人，唐代贾岛"两句三年得，一吟双泪流"，"鸟宿池边树，僧敲月下门"，都是描写诗人索句苦吟的。其深层含义是要全身心地投入某件事情，就会发现其中的乐趣，所谓"知之者不如好之者，好之者不如乐之者"，倘乐在其中，何愁之有？

研理医俗　"读书在于明理""隔行不隔理"。不可"读书不求甚解"，凡事不能只"知其然，而不知其所以然"。读书要穷理，要既知其然又知其所以然，不可人云亦云，随波逐流。养生同样如此，只有既知其然又知其所以然，才能明明白白养生。

达观医滞　要以一种豁达开朗的态度，虚怀若谷的坦荡胸怀为人处事。凡事要想得开，看得透，千万不能深陷其中而不能自拔。如果思维壅滞，心臆闭塞，不仅于事无补，反而对身心有害。人体以气血流通为贵，气血调和，百脉充盈，神得所养，脏腑平和，肌肉坚固，关节滑利，身体自然健康无病。思则气结，导致气机壅滞，使得气血运行失调；劳伤心脾，暗耗心血，气行不畅，血虚不足，气不能温煦，血不能濡养，各种疾病蜂起。

去非医过　要勇于改正自己的错误，认识自己的缺点和不足，不仅要"闻过则喜"，更重要的是要"从善如流"。养生过程中要勇于戒除或改变各种不良嗜好，不要寻找种种借口，为自己开脱。

矫性医偏　偏见一般是指对社会上某种特定群体或个人所拥有的缺乏充分事实依据的否定态度。感情因素是导致偏见的主要原因，对他人的否定是偏见的主要表现，以有限的或不正确的信息来源为基础，先入为主的渗透，个人感情成分的判断是偏见的主要特征。先入为主、傲慢、自卑都能导致偏见。英国女作家简·奥斯汀的代表作之一就叫《傲慢与偏见》。

"二十四医"所表达的就是行为规范的自我调整。每个人都应该了解自己的性格，规范自己的行为，如此才能很好地适应社会、融入社会，才能拥有良好的人际关系与健康的身心。

二、行为锻炼养生法

1. 太极拳

太极拳是健身运动的代表，经常练太极拳有调理脏腑、疏通经络、补气益血等作用，从而可增强身体抗病机能，增强身体素质，有效地防治各种疾病。由于太极拳运动中采用腹式呼吸，要求呼吸深、长、细、缓、匀、柔，使气下沉，呈现"腹实胸宽"。

2. 八段锦

八段锦动作按八套姿势，依次连贯进行，运动遍及周身。这八节动作是经过精心选编的，有如"锦"之华美名贵，有如"锦"之柔润光洁，所以叫"八段锦"。通过锻炼调节呼吸中枢，使机体的阴阳盛衰得到调整，恢复人体正常的动态平衡，强身壮体，消除疲劳，增强机体抗病能力，从而促进身体的康复。

3. 五禽戏

据文献记载早在四千多年前，我国劳动人民即已知道导引吐纳和仿效鸟兽动作可健身治病。东汉末年名医华佗，总结了前人仿禽兽动作锻炼身体的经验，创编为"五禽戏"。五禽戏演练起来如刚猛的虎劲，轻松的小鹿，灵敏的猿猴，稳重的熊态及悠然挺拔的仙鹤，体现出有紧有缓，有刚有柔。

练虎戏，动作刚猛，有助于增强体质，充实元气；练熊戏，动作沉稳，能加强五脏六腑功能以及健脾助运、活动肩关节等；练鹿戏，动作舒展，轻松，有助于舒展筋骨，通畅经络，松散紧张情绪；练猿戏，动作敏捷，有助于灵活身心；练鹤戏，动作昂然，有助于增加肺的呼吸，增强心肺功能，健肾壮腰，调达气血等。

三、生活起居养生法

1. 衣适寒温

保护身体、调节体温，是衣服的生物学功能；美化人体、遮蔽不雅，是衣服的社会学功能。我们应气候寒暑变更，衣着要顺应气候的变化而更换，防范病邪的侵入。

春季阳气由内藏而渐升发于外，衣着应减，但天气寒暖不定，又多风，不可顿去冬装，要防风冷伤人，待天气和暖之后，备夹衣，随冷暖而添减，依次减衣；夏季炎热，宜着浅色单衣，勤换勤洗，勿在烈日下或当风处脱衣；秋季天气渐凉，衣服要渐增，但不能增之过快，适量减慢添衣速度，可以锻炼耐寒能力；冬季严寒，衣着要暖和，又不能过重、过硬。

衣服宜稍宽大，不可过于紧窄，否则行动不便，肢体窘迫，气血运行不畅。衣服式样总需穿着舒适，穿脱便利。内衣以棉织物为佳，无须华服。

鞋能护脚，应当跟脚而轻便，穿上走路能脚踏实地、稳稳当当。我国传统习惯，冬季穿棉鞋，其他季节穿布鞋。棉布鞋质地柔软，穿着舒适跟脚，透气吸汗，是老少咸宜的用鞋。随着时代的发展，鞋的用料、式样、品种很多，但选择用鞋，穿着舒适、行走方便、适应寒暑仍然是基本的原则。

2. 睡眠适当

睡眠是最重要的休养方式，"药补不如食补"，"睡好一觉，胜服补药"，"不觅仙方觅睡方"等，都强调良好睡眠对健康的重要作用。人在疲劳时，抗病能力就会减弱，保持充足的睡眠，对恢复体力，预防疾病非常重要。入寐时心静神定，肢体宽舒，形体和精神都得到充分的休息，能有效地消除疲劳，调节情绪，养精安神，积累体力。睡眠时间应因人而异，以充足而不过度为宜。睡眠不足或过多，都会使人头昏眼花，体软无力。

3. 多法并用

行为养生还包括一些非药物疗法，如艾灸、按摩、火罐、刮痧、放砭石、熏蒸、足疗等。自我开展相应的调理方法，能调理疏通经络，驱散外邪，保养正气，对防治疾病尤其是常见慢性病有辅助作用。

第三节　行为养生禁忌

人的行为表现多种多样，有的表现在内，旁人不易察觉，如心理行为；有的显露在外，自己浑然不觉，视听闻便知；有的关系微妙，全凭心领神会与第三方品评，如社会关系认知行为等。下述几种不良行为是应该修正的。

一、"生病起于过用"（《素问·经脉别论篇》）

"过用"，指超越常度。《素问·经脉别论篇》指出："故春秋冬夏，四时阴阳，生病起于过用，此为常也"。

1. "过用"是"生病"常见的病因，是人体致病的普遍规律，成语"积劳成疾"的意思与此相同。《素问·宣明五气论篇》："五劳所伤：久视伤血，久卧伤气，久坐伤肉，久立伤骨，久行伤筋"，进一步强调了过度劳累、过度安逸，都会导致疾病的发生。

2. 心理行为也是"过则为病"。"多思则神散，多念则心劳，多笑则脏腑上翻，多言则气海虚脱，多喜则膀胱不实，多怒则腠理血逆，多乐则心神荡闲，多愁则面目焦枯，多好则智虑溃溢，多恶则肺爽奔腾，多事则筋脉干急，多机则智虑沉逆。""过"与"多"意同。

3. 饮食行为也是"过则为病"。如，《素问·生气通天论篇》说："味过于酸，肝气以津，脾气乃绝；味过于咸，大骨气劳，短肌，心气抑；味过于甘，心气喘满，色黑，肾气不衡；味过于苦，脾气不濡，胃气乃厚；味过于辛，筋脉沮弛，精神乃央。"

4. 从人际交往来看，距离产生美。无论何时何地何种场合，也无论和何种人交往，距离就是尊重。距离一旦被突破了，就容易引起摩擦，很多恩怨情仇，都是因为距离"太过"导致。行为养生尤其应该注意。

二、"常不能慎事上者，自致百疴"（陶弘景《真诰》）

"诰"是一种文体，用于告诫或劝勉；"真诰"是郑重其事地告诫劝勉。陶弘景《真诰》指出："常不能慎事上者，自致百疴，而怨咎于神灵；当风卧湿，反责他于失福，皆是痴人也。云慎事上者，谓举动之事，必皆慎思；饮食、男女，最为百疴之本。"

1. 从生活行为来看，当风而坐，久居湿地致病，是行为养生不当所致，不该责怪他人。

2. 从工作来看，对待领导、长辈、同志的尊重，对本职工作的热爱就是"慎事上"。

3. 人际交往过程中的行为言谈举止，必须谨慎思考，三思而后行。

4. 在行为养生中，饮食不当、饥饱失常、色欲过度是导致各种疾病的根源。

此外，还有许多关于行为养生的禁忌。如"冬不按跷"，"饱不洗头，饿不洗澡"，"汗水没落，冷水莫浇"，"睡觉莫睡巷"，"要想睡得人轻松，切莫脚朝西来头朝东"等，这些都是千百年来的经验之谈，也应引起重视。

第三章 饮食养生

"民以食为天。"饮食养生就是利用饮食物来调节人体机能，以保持健康，预防疾病，或辅助防病治病的一种养生方法。

饮食养生历史悠久，早在《周礼·天官·冢宰》中就记载了"食医"这个专门的食疗养生官职，其职责是负责调配王室贵族饮食的寒温、滋味、营养等，相当于现代的营养师，是饮食养生的责任者。

食物能养生命，还能疗疾祛病。张锡纯《医学衷中参西录》指出：食物"病人服之，不但疗病，并可充饥；不但充饥，更可适口，用之对症，病自渐愈，即不对症，亦无他患"。国家卫健委颁布的《药食同源目录》，是开展饮食养生的重要食材原料。

第一节　饮食养生原则

饮食养生与通常的饮食物单纯以解渴充饥，尽享饮食物的色香味形不同，还充分考虑到饮食物的四气五味以及升降浮沉、归经等自身特性，利用饮食物的功效，使其同时兼具针对性的调理作用。

一、食药同源

许多食物与药物之间并无绝对的分界线，入食为食，入药为药。中药具有"四气""五味""升降浮沉""归经"等特性，这些药食同源产品亦具有这些特性。将此理论运用到食物之中，用以解释食品的功效，有充足的理论依据。这是饮食养生的理论依据。

二、医养同理

医药治疗和饮食调养，虽然针对的服务对象不同，采取的具体措施不同，但根本目的则一，可谓殊途同归。药王孙思邈在《千金要方·食治篇》中指出："食能排邪而安脏腑，悦神爽志，以资血气。若能用食平，释情遣疾者，可谓良工。夫为医者当须先洞晓病源，知其所犯，以食治之；食疗不愈，然后命药。"饮食物就有祛邪补五脏，愉悦心情，补养气血的作用。能用调理饮食的方法达到目的的医生是高明的医生。作为医生应该了解疾病的发生原因，用饮食调理；食疗效果不佳者，才考虑用药。饮食调理和医药治疗同样重要。

三、食药并重

在养生防病治病过程中，"食药并重"，不能偏废。《千金要方·食治篇》指出："安身之本，必资于食；救疾之速，必凭于药。不知食宜者，不足以存生也；不明药忌者，不能以除病也。"

四、养生当论食补，治病当论药攻

这是金元四大家之一的张子和在《儒门事亲》中提出的重要原则。在此之前，汉代医圣张仲景在《伤寒杂病论》就创造了经典的药食两用方，最著名的是"当归生姜羊肉汤"。我们倡导饮食养生，防治结合的目的意义就是倡导食在药先，养在治前，防重于治。

五、寓养生于日常生活之中是最高明的养生

养生是一件伴随终生的系统工程，需要坚持不懈，持之以恒。说来容易，简单尝试也不难。但长期坚持下去却很难。因此，把养生保健贯穿于日常生活之中，让广大消费者养成养生的习惯，让养生成为自己生活的一部分，就显得非常重要。

饮食是每天不可或缺的，"人是铁，饭是钢，一顿不吃饿得慌"。通过一日三餐的饮食实现养生目的，就成了相对比较容易的事情了。这是我们倡导饮食养生的缘由与初衷。

第二节　饮食养生方法

《周礼·天官·疾医》："以五味、五谷、五药养其病。"五谷既可以养生，又可以祛病愈疾。《素问·藏气法时论》："五谷为养，五果为助，五畜为益，五菜为充，气味合而服之，以补精益气"。

一、五谷为养

五谷指五种谷物,通常指稻、黍(shǔ)、稷(jì)、麦、豆,此处泛指粮食或粮食作物。粮食是餐桌上不可缺少的食物,在膳食中占有重要的地位,被称为"主食"。饮食养生首先要注意五谷的选择食用。《论语·乡党》指出:"肉虽多,不使胜食气",强调肉类不能超过主食。《灵枢·刺节真邪》强调:"真气者,所受于天,与谷气并而充身者也。"

1. 核桃芝麻黑豆粉(粥/饭)

组方:核桃仁2克,茯苓2克,枸杞1克,芡实2克,栗子2克,黑芝麻1克,南瓜子1克,黑豆4克。

出处:《三因极一病证方论》"胡桃丸"加减。

功效:补肾强体。

适用人群:肾虚体弱,腰酸怕冷,容易疲劳者。

用法:上述物品研成细粉,开水调成糊状,待温食用;或按上述比例适当增加用量,熬粥蒸饭食用。每日1—2次,早餐、晚餐前空腹食用。

2. 红豆薏仁杏仁粉(粥/饭)

组方:薏苡仁3克,杏仁1克,红豆3克,绿豆2克,芡实2克,莲子1克,燕麦2克,红枣1克。

出处:《温病条辨》"三仁汤"加减。

功效:健脾去湿。

适用人群:脾胃虚弱,胃口不佳,皮肤油腻,易起湿疹痤疮,大便黏滞不爽者。

用法:上述物品研成细粉,开水调成糊状,待温食用;或按上述比例适当增加用量,熬粥蒸饭食用。每日1—2次,早餐、晚餐前空腹食用。

3. 核桃枸杞黑豆粉（粥/饭）

组方：核桃仁2克，枸杞1克，黑豆2克，龙眼肉2克，黑芝麻2克，山药2克，黑米2克，粳米2克。

出处：《毓麟验方》"补肾仙方"加减。

功效：健脑益智。

适用人群：脑力劳动者，疲劳健忘，须发早白。

用法：上述物品研成细粉，开水调成糊状，待温食用；或按上述比例适当增加用量，熬粥蒸饭食用。每日1—2次，早餐、晚餐前空腹食用。

4. 枣仁百合芝麻饮

组方：枣仁4克，百合4克，浮小麦3克，核桃仁2克，茯苓2克。

出处：《金匮要略》酸枣仁汤、甘麦大枣汤合方化裁。

功效：安神助眠。

适用人群：入睡困难，睡中易醒，失眠多梦人群。

用法：上述物品按比例调配，沸水冲，代茶饮，每日1—2次。

二、五畜为益

五畜是指牛、羊、猪、鸡、狗五种家畜，后泛指各种动物肉食。肉食主要给人提供蛋白质和脂肪，也是人体所需热能的重要来源，具有补益气血、填精益髓、强壮身体的作用。《素问·五味》："五畜：牛甘，犬酸，猪咸，羊苦，鸡辛。"明确了不同来源的肉食有不同的性味，具有不同的五行属性，这为饮食养生运用五畜肉类以补精益气奠定了理论基础。

肉类对人体有补益作用，一个"益"字，说明了其补益作用，但不能成为主体。

1. 阿胶红枣粉

组方：阿胶 3 克，红枣 2 克，茯苓 2 克，佛手 2 克，黑米 2 克，黑豆 3 克，重瓣玫瑰花 1 克。

出处：《四圣心源》"姜苓阿胶汤"化裁。

功效：滋阴补血。

适用人群：面无血色，脱发，皮肤干燥，疲劳乏力者。

用法：上述物品研成细粉，开水调成糊状，待温食用，每日 1—2 次，早餐、晚餐前空腹食用。

2. 乌鸡汤

组方：乌鸡 1 只，陈皮 3 克，良姜 3 克，胡椒 6 克，草果 6 克。

出处：《饮膳正要》："乌鸡（一只，洗净，切作块子），陈皮（一钱，去白），良姜（一钱），胡椒（二钱），草果（二个）。上件以葱、醋、酱相和，入瓶内，封口，令煮熟，空腹食。"

功效：扶弱补虚，养血滋阴，健脾益气。"治虚弱，劳伤，心腹邪气。"

用法：炖熟后，待温，空腹食肉喝汤，每日 1—2 次，每次 200 毫升，早餐、晚餐前服用更佳。

3. 乌鸡生化汤

组方：乌鸡 1 只，当归 3 克，桃仁 2 克，炮姜 2 克，炙甘草 1 克，赤小豆 2 克，砂仁 1 克，白果 1 克，莲肉 1 克，江米 2 克，胡椒 2 克。

出处：(1)《本草纲目》："白果、莲肉、江米各五钱，胡椒一钱，为末。乌骨鸡一只，如常治净，装末入腹煮熟，空心食之。下元虚惫者，用前方食之良。"

(2)《傅青主女科》："惟生化汤系血块圣药也。生化汤原方：当归（八钱），川芎（三钱），桃仁（十四粒，去皮尖，研），黑姜（五分），炙草（五分），用黄酒，童便各半，煎服。"

（3）《妇人大全良方》："余荆布因产前食素，得疾羸弱，产后乳脉不行已七十日，服诸药无效，婴儿甚苦。偶有人送赤豆一斗，遂如常煮赤豆粥食之，当夜乳脉通行。阅《本草》，赤小豆能通奶乳，谩载之"。"葵菜子（炮香），缩砂仁（各等分），上为细末，每服二钱，热酒调下。滋益气脉，荣卫行，津液上。蔡张不愚方，常用极有验。疗乳妇气少血衰，脉涩不行，乳汁绝少。"

功效：温经逐瘀下乳。用于产妇生产后食用。

用法：上物炖熟后，待温，空腹食肉喝汤，每日2次，每次200毫升，早晚餐前服用更佳。

4. 大麦汤

组方：羊肉500克，草果5个，大麦仁2升。

出处：《饮膳正要·聚珍异馔》："制法：羊肉切块，草果捣碎，大麦仁滚水淘洗净，微煮熟，上件，熬成汤，滤净，下大麦仁，熬熟，盐少许，调和令匀，下肉，文火炖熟。"

功效：温中下气，壮脾胃，止烦渴，破冷气，去腹胀。

用法：上物炖熟，待温，空腹食肉喝汤，每日1—2次，每次200毫升，早晚餐前服用更佳。

5. 霞天膏

霞天膏源于古老的医术"倒仓法"。据金元时代的医家朱丹溪《格致余论·倒仓论》："其方出于西域之异人"。"倒仓法"是依据服用后出现的功效作用命名的；霞天膏则是依据产品的性状特征命名的，分则为二，合而为一。古时用于因饮食过量，七情之偏，五味之厚损伤脾胃之气导致的顽痰瘀血郁结而成的怪病；现代可作为调理中老年人本虚标实，痰喘咳嗽，饮食不易消化的食养之品与养生保健"膏方"。

出处：朱丹溪《格致余论·倒仓论》；韩愁《韩氏医通》。

组成：黄牡牛肉 15 千克（肥嫩者三十斤）。

功效：补气益血，健脾安中，除陈垢积。可作为养生防病治病的膏方食用推广。

制法：（1）将黄牛肉切碎洗净，不加任何调料，加水用文火慢煮 4 小时，煮至糜烂，滤去滓，取净汁；再入锅中，文武火交替，熬至琥珀色即成霞天膏。

（2）每十二斤肉可熬膏一斤，熬成后用瓷罐盛之，密封，放入冰箱中冷藏备用。

食用方法：（1）空腹，少量频服。

（2）服用后先吃米汤或稀粥，继之以稠粥、软饭、蔬菜、羹汤等。

（3）连服半月，一月更佳。服后"精神焕发，沉疴悉痊矣"。

服后反应：（1）服用后可能会有咳痰、便溏或两者兼有的情况，这是老痰、顽痰、宿便、积滞，拔除病根的正常反应。

（2）忌房劳过度，禁食生冷油腻。

三、五菜为充

五菜是指葵、韭、藿、薤、葱，现泛指各种蔬菜。蔬菜种类繁多，富含多种维生素、膳食纤维和矿物质。所以，蔬菜的作用是补充人体对维生素、膳食纤维和矿物质的需要。在食物短缺的时候，蔬菜能起到充饥的作用，但食用蔬菜比重过大，甚至以蔬菜为主食，会造成人体热能不足、营养不良。

《饮膳正要》是我国乃至世界上最早的饮食卫生与营养学专著。作者忽思慧是元朝的饮膳太医，专门负责皇帝的饮食，理论高深，经验丰富，厨艺超群，是我国古代著名的营养学家。书中记载了许多蔬菜的性味及功效，今附于后仅供参考。

芫荽：味辛，温。消谷，补五藏不足，通利小便。

葱：味辛，温，无毒。主明目，补不足，治伤寒发汗，去肿。

蒜：味辛，温，有毒。主散痈肿，除风邪，解毒。独颗者佳。

韭菜：味辛，温，无毒。安五脏，除胃热，下气，补虚。可以久食。

冬瓜：味甘，平、微寒，无毒。主益气，悦泽驻颜，令人不饥。

萝卜：味甘，温，无毒。主下气消谷，去痰癖，治渴，制面毒。

胡萝卜：味甘，平，无毒。主下气，调利肠胃。

菜瓜：味甘，寒。利肠胃，止烦渴。

葫芦：味甘，平，无毒。主消水肿，益气。

木耳：味苦，寒。利五脏，宣肠胃排毒。

竹笋：味甘，无毒。主消渴，利水道，益气。

藕：味甘，平，无毒。主补中，养神，益气，除百疾，消热渴，散血。

山药：味甘，温，无毒。补中益气，治风眩，止腰痛，壮筋骨。

莴苣：味苦，冷，无毒。主利五脏，开胸膈壅气，通血脉。

白菜：味甘，温，无毒。主通行肠胃，除胸中烦，解酒渴。

茼蒿：味甘，平，无毒。主通利肠胃，安心气，消水饮。

茄子：味甘寒。动风，发疮及痼疾。

苋菜：味苦，寒，无毒。通九窍。苋子，益精。菜，不可与鳖同食。

蒜薹：味辛，温，无毒。主风热，丹毒，乳痈。

菠菜：味甘，冷。利五藏，通肠胃热，解酒毒。

四、五果为助

枣、李、杏、栗、桃合称为五果，现代五果泛指各种鲜果、干果和坚果类食物。水果中含有丰富的维生素、单糖，以及柠檬酸、苹果酸等有机酸，这些营养成分对人体健康大有益处，还能帮助消化，是平衡饮食不可缺少的辅助食品。《饮膳正要·卷第三·果品》中记载了许多果品的性味及功效。

桃：味辛甘，无毒。利肺气，止咳逆上气，消心下坚积，除卒暴击血，破癥瘕，

养生理论应用枢要

通月水，止痛。桃仁止心痛。

  梨：味甘，寒，无毒。主热嗽，止渴，疏风，利小便。

  柿子：味甘，寒，无毒。通耳鼻气，补虚劳，肠不足，浓脾胃。

  木瓜：味酸，温，无毒。主湿痹邪气，霍乱吐下，转筋不止。

  青梅：味酸，平，无毒。主下气，除烦热，安心，止痢，住渴。

  李子：味苦，平，无毒。主僵仆，瘀血，骨痛，除痼热，调中。

  石榴：味甘酸，无毒。主咽渴，止漏精。

  柑子：味甘，寒。去肠胃热，利小便，止渴。

  橘子：味甘酸，温，无毒。止呕，下气，利水道，去胸中瘕热。

  橙子：味甘酸，无毒。去恶心。皮甚香美。

  栗子：味咸，温，无毒。主益气，浓肠胃，补肾虚。

  枣：味甘，无毒。主心腹邪气，安中养脾，助经脉，生津液。

  樱桃：味甘，主调中，益脾气，令人好颜色。

  葡萄：味甘，无毒。主筋骨湿痹，益气强志，令人肥健。

  核桃：味甘，无毒。食之令人肥健，润肌黑发。

  松子：味甘，温，无毒。治诸风头眩，散水气，润五脏，延年。

  莲子：味甘，平，无毒。补中养神，益气，除百疾，轻身不老。

  荔枝：味甘，平，无毒。止渴生津，益人颜色。

  银杏：味甘苦，无毒。炒食煮食皆可。

  橄榄：味酸甘，温，无毒。主消酒，开胃，下气，止渴。

  杨梅：味酸甘，温，无毒。主祛痰，止呕，消食，下酒。

  榛子：味甘，平，无毒。益气力，宽肠胃，健行，令人不饥。

  榧子：味甘，无毒。主五痔，去三虫，蛊毒鬼疰。

  甘蔗：味甘，寒，无毒。主心腹热胀，止渴，明目。

  西瓜：味甘，平，无毒。主消渴，治心烦，解酒毒。

酸枣：味酸甘，平，无毒。主心腹寒热，邪结气聚，除烦。

香圆：味酸甘，平，无毒。下气，开胸膈。

巴旦杏仁：味甘，无毒。止咳下气，消心腹逆闷。

五、调和五味

五味指食品的"酸、苦、甘、辛、咸"各种味道，又指代食物的营养成分。"和"即调和，要求饮食物要合理调配，其中各种调味品是调和的关键，通常所说"十三香"是调味品的代表。十三香是将13种各具特色香味的中草药物紫叩、砂仁、肉蔻、肉桂、丁香、花椒、八角、小茴香、木香、白芷、三奈、良姜、干姜等磨粉做成的调味料。《饮膳正要·料物性味》记载了20种厨房调料的性味及功效，可以和"十三香"互为补充。

胡椒：味辛，温，无毒。主下气，除藏府风冷，去痰，杀匃毒。

花椒：味辛，热。主邪气咳逆，温中，下冷气，除湿痹。

良姜：味辛，温，无毒。主胃中冷逆，霍乱，腹痛，解酒毒。

茴香：味甘，温，无毒。主膀胱、肾经冷气，调中止痛，主呕。

陈皮：味甘，平，无毒。止消渴，开胃气，下痰，破冷积。

草果：味辛，温，无毒。治心腹痛，止呕，补胃，下气，消酒毒。

肉桂：味甘辛，大热。治心腹寒热，冷痰，利肝肺气。

姜黄：味辛苦，寒，无毒。主心腹结积，下气破血，除风热。

荜拨：辛，温，无毒。温中下气，补腰脚痛，消食，除胃冷。

缩砂仁：味辛，温，无毒。主虚劳冷泻，宿食不消，下气。

荜澄茄：味辛，温，无毒。消食下气，去心腹胀，令人能食。

甘草：味甘，平，无毒。和百药，解诸毒。

芫荽子：辛，温，无毒。消食，治五藏不足，杀鱼、肉毒。

干姜：味辛，温热，无毒。主胸膈咳逆，止腹痛，霍乱，胀满。

生姜：味辛，微温。主伤寒头痛，咳逆上气，止呕，清神。

五味子：味酸，温，无毒。益气，补精，温中，润肺、养藏强阴。

苦豆：味苦，温，无毒。主元藏虚冷，腹胁胀满，治膀胱疾。

红曲：味甘，平，无毒。健脾，益气，温中。腌鱼、肉内用。

栀子：味苦，寒，无毒。主五内邪气，疗目赤热，利小便。

蒲黄：味甘，平，无毒。治心腹寒热，利小便，止血疾。

六、食材优选法

优选法是根据数学原理，合理安排试验点，减少试验的盲目性，以求又准又快地找到合理的配方、合适的工艺条件等的方法。

本"优选法"借用了"优选"的概念，主要表达的是在日常生活中，在饮食养生中，如何既满足个人的口味与喜好，又能针对个人的身体状况，最大限度地发挥"五菜五果"的养生功效，实际上是一种"优先选择法"。

我们购买食材时，不大可能去查阅资料，了解其成分及其功效。通常是根据以往经验以及主观感觉做出判断与选择，经验成分占多数。中国传统文化格物致知，取象比类方法在一定程度上也用于判断食物的性能。

（一）依形态功效选择

1. 胡萝卜

切开的胡萝卜像人的眼睛，形似瞳孔、虹膜和放射的线条。科学现已表明，胡萝卜能够极大地增强血液流向眼睛，增强其功能。

胡萝卜素是维生素 A 的主要来源，而维生素 A 可以促进生长，防止细菌感染，以

中篇 心理养生、行为养生、饮食养生，养生三大原则

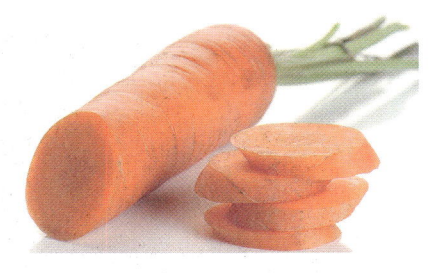

及具有保护表皮组织，保护呼吸道、消化道、泌尿系统等上皮细胞组织的功能；胡萝卜含有槲皮素，常吃可增加冠状动脉血流量，促进肾上腺素合成，有降压、消炎之功效。长期饮用胡萝卜汁可预防夜盲症、干眼症，使皮肤丰润、皱褶展平、斑点消除及头发健美。特别是对吸烟的人来说，每天吃点胡萝卜更有预防肺癌的作用。

2. 番茄

番茄有四个腔室，是红色的。心脏也有四个腔室，也是红色的。研究表明，番茄饱含番茄红素，对高血压、心脏病患者非常有益。

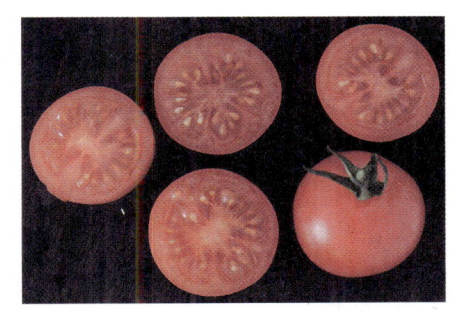

番茄中主要的营养成分是维生素，其中含量最多的就是番茄红素，具有独特的抗氧化能力，可以清除人体内导致衰老和疾病的自由基，预防心血管疾病的发生；阻止前列腺的癌变进程。

3. 葡萄

悬挂的一整串葡萄具有心脏的形状。每一颗葡萄就像红细胞。现有的研究表明，葡萄也是增强心脏和血管生命力的意义深远的食物。

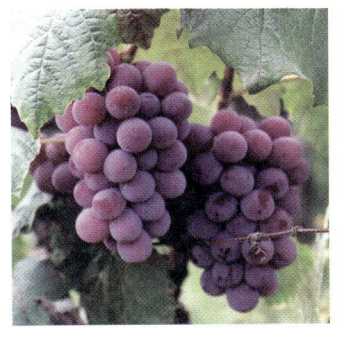

研究发现，葡萄能阻止血栓形成，并降低人体血清胆固醇水平，降低血小板的凝聚，对预防心脑血管病有一定作用，有益于局部缺血性心脏病和动脉粥样硬化心脏病患者的健康。鲜葡萄中的黄酮类物质，能"清洗"血液，防止胆固醇斑块的形成，对心脏有保护作用。

4. 核桃

核桃就像一个微型的大脑，有左半脑、右半脑、上部大脑和下部小脑。甚至其褶皱或折叠，都像大脑皮层。

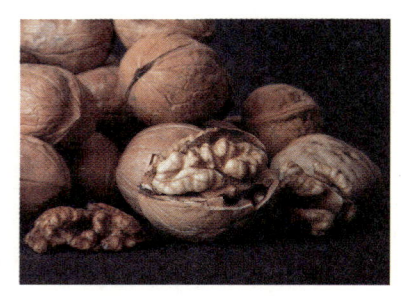

核桃仁含有较多的蛋白质及人体营养必需的不饱和脂肪酸，为大脑组织细胞代谢的重要物质，能滋养脑细胞，增强脑功能，防止动脉硬化，降低胆固醇；核桃仁含有的大量维生素 E，有润肌肤、乌须发的作用，可以令皮肤滋润光滑，富于弹性，有缓解疲劳和压力的作用。

5. 红芸豆

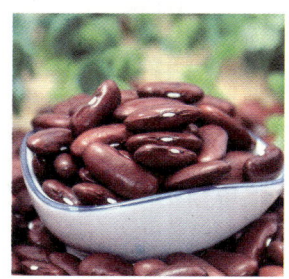

红芸豆形状像肾形，能恢复和帮助维持肾脏的功能。富含蛋白质及钙、铁等多种矿物质元素，钾、镁的含量高，而钠的含量很低，可提高机体新陈代谢，促进机体排毒，对皮肤、头发有好处。芸豆还含有皂苷、尿毒酶和多种球蛋白等独特成分，能提高人体免疫能力，增强抗病能力，有抑制肿瘤细胞的作用。

6. 芹菜、青菜

这些食物看起来就像骨骼，能强化骨骼。骨骼含有23%的钠，而这些食物也含有23%的钠。如果食物中钠不足，身体就会从骨骼中吸取，从而使骨骼脆弱。这些食物能够补充身体需要。

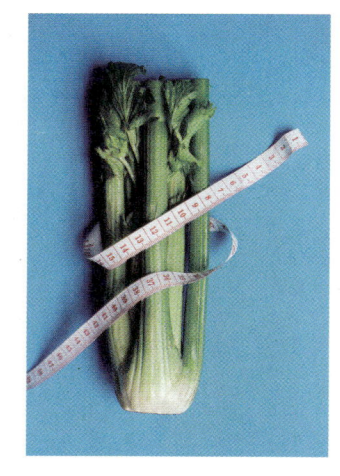

芹菜的活性成分包括黄酮类物质、挥发油化合物、不饱和脂肪酸、叶绿素、菇类、香豆素衍生物等。芹菜中富含芹菜素，可以扩张血管，平稳降压，可防治高血压。芹菜中钙、磷含量较高,可增强骨骼健康。

7. 鳄梨、茄子、梨

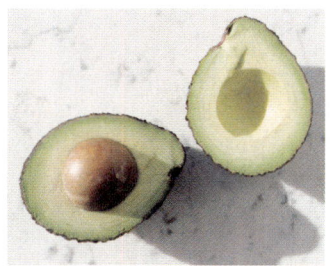

这些食物同女性子宫形状相似,对子宫和子宫颈健康的维护具有一定功能。

研究表明,鳄梨含有丰富的甘油酸、蛋白质及维生素,润而不腻,是天然的抗氧化剂,不但能软化和滋润皮肤,还能收缩毛孔,在皮肤表面可以形成乳状隔离层,能够有效抵御阳光照射,防止晒黑晒伤。

8. 无花果

无花果充满籽,看上去像男性的睾丸,它们生长时是成对的。无花果可增进精子的灵活性,增加精子的数量,常用于治疗男子不育症。

无花果富含微量元素硒,其含硒量是食用菌的100倍。硒被营养学专家誉为"生命的奇效"元素,有延缓衰老、增强机体免疫力、抵抗疾病的特殊功能。生活在地中海地区尤其是在土耳其的人,认为无花果有壮阳作用。

9. 甘薯

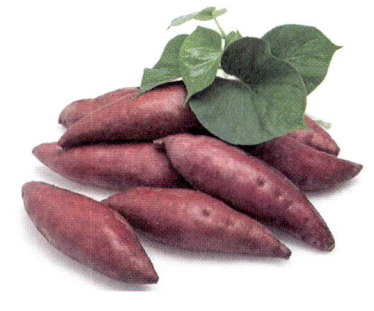

甘薯看起来像胰腺,事实上,它能平衡糖尿病人的血糖指数。

甘薯中各种维生素含量很高,甘薯呈弱碱性,适当食用甘薯可以保持血液中酸碱度平衡。此外,甘薯所含的维生素可刺激肠壁,加快消化道蠕动并吸收水分,有助于排便,可防治便秘、糖尿病,预防痔疮和大肠癌等疾病。

10. 橄榄

橄榄形似女性卵巢,有助于女性保持魅力与健康。内含蛋白质、碳水化合物、脂肪、维生素C以及钙、磷、铁等矿物质,对增加免疫力、调节内分泌有一定作用,且易被人体吸收,尤适于女性食用。女人吃橄榄,可以为身体提供维生素E和抗氧化成分,能有效地保护皮肤,防止衰老和皮肤损伤,使皮肤光泽。橄榄含有多酚和脂多糖成分,有助于防辐射;橄榄富含胡萝卜素、叶绿素等物质,能增强人体的新陈代谢,促进细胞生长,加快伤口愈合,保养皮肤,减少皱纹的产生。

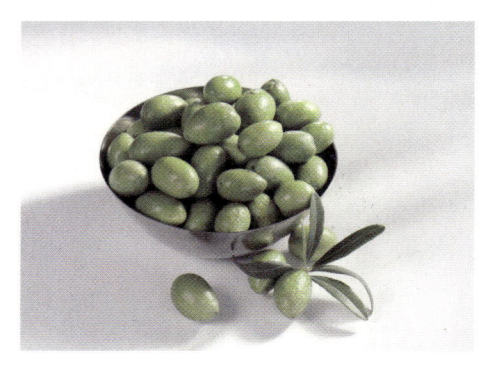

11. 橘子、柚子和其他柑橘类水果

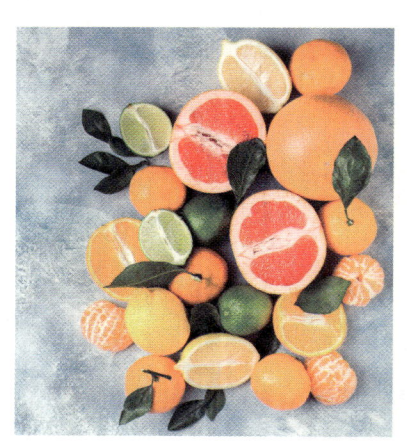

这类食物看上去像女性的乳腺,有助于乳房的淋巴循环。其辛散温通,气香而燥,既能行肺气之壅滞,又能燥湿浊而化痰,对于女性消除紧张情绪,改善身心状况,缓解疲劳,缓解月经不调等证有辅助作用。

橘子富含维生素C与柠檬酸,具有美容、消除疲劳等作用;橘子内侧薄皮含有膳食纤维及果胶,可通便,并降低胆固醇,是预防冠心病和动脉硬化的食品。

12. 洋葱

洋葱看上去像人体细胞。研究表明，洋葱能清除细胞里的垃圾物质，产生清洗眼睛上皮层的泪水。

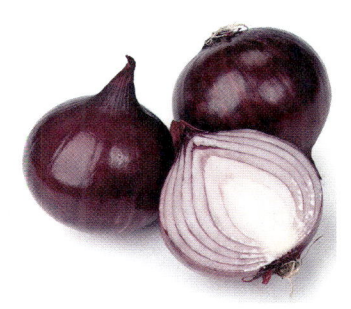

洋葱含有前列腺素 A，能降低外周血管阻力，降低血黏度，可用于降低血压、提神醒脑、缓解压力、预防感冒等。此外，洋葱还能清除体内氧自由基，增强新陈代谢能力，抗衰老，预防骨质疏松，是适合中老年人的保健食物。

（二）依"以脏补（治）脏"理论选择

以脏补脏是指食用动物的脏器来补养人体相应的脏腑器官，或治疗人体相应脏腑器官的病变，又称以脏治脏、脏器疗法。这种疗法是基于动物的内脏和人体的内脏不管在组织形态还是在生理上都极为相似创立的。民间有动物肾来补肾益精，肝来补肝明目，用胎盘（学名紫河车）治疗不孕症，用鸡内金健胃消食等用法，都是"以脏补脏"理论的具体应用。

以肝补肝，猪肝、羊肝、鸡肝等能养血，补肝、明目。

以肚（胃）补肚（胃），猪肚、羊肚、牛肚等能补虚损，健脾胃。

以肾补肾，猪肾、羊肾、牛鞭（外肾）、海狗肾等能补肾壮阳。

以肠补肠，清代王孟英用猪肠配槐花治疗痔疮。

以肺补肺，猪肺甘平，补肺气，治肺虚咳嗽，咯血。

以皮补皮，医圣张仲景创立的"猪肤汤"，用治少阴病，下利咽痛，胸满心烦者。

以胰补胰，猪胰甘平，益肺，润燥，补脾，中医用治糖尿病有一定疗效。

以脑补脑，各种动物脑都有益虚劳，补脑健脑之效。

以血补血，各种动物血液都富含铁元素，对缺铁性贫血有一定的疗效。

以心补心，各种动物心脏都能养心安神，补心气，滋心阴。

以髓补髓，各种动物骨髓都能补肾填精益髓，强筋壮骨。

"以脏补（治）脏"不是绝对的，对于食用者而言，可以比类参考；只是对于身体某脏器虚弱的人，或许针对性更强，补益功效更好。但是也不能一概而论，如猪蹄，甘咸平，补血，通乳，并无"利足，治足疾"功效。

（三）食材选择的拓展应用

中医还通过取象比类，对具有相同或相近外在形状特征的药物食物进行了功效概括。清代医家张志聪在《本草崇原》中对此进行了归纳总结，体现了其阐发药物功效，必当"崇本求原"思想。

以皮治皮：五加皮、海桐皮。

节以治骨：松节、杉树节。

核以治丸：橘核、荔枝核。

子能明目：决明子、青葙子。

藤蔓治筋：葛根、络石藤。

血肉补血：鹿角、龟版。

甘温者补：黄芪、白术。

苦寒者泻：大黄、甘遂。

色赤走血：丹皮、茜草。

色白走气：桔梗、白芷。

赤园象心：枣仁。

白瓣象肺：贝母、百合。

紫尺益脾：厚朴。

香圆入胃：枳实、陈皮。

径直青赤走肝：泽兰、瞿麦。

双仁圆小补肾：五味子、潼蒺藜。

诸花皆升，旋复花独降。

诸子皆降，苍耳子独升。

以上为我们从另外一个角度审视食物药物的功效，开辟了一条新的研究路径。

七、"神仙服食"经典方

古代医家在养生实践中，研制了许多饮食养生经典名方，古称"神仙服食法"，也属于饮食养生的范畴。现从中筛选出代表方介绍如下。

1. 胡麻方

出处：《神仙服食》："胡麻，食之能除一切痼疾，久服长生，肥健人，延年不老"。

功效：补肝肾，润五脏。用于肝肾阴虚，虚风眩晕，风痹，瘫痪，大便秘结，病后虚羸，须发早白，妇人乳少。

饮食养生方

（1）桑麻丸：黑芝麻、桑叶各等分，糯米捣为丸，每日服，不间断。用于肝肾不足，时发目疾，皮肤干燥，大便秘结。（《寿世保元》）

（2）巨胜酒：黑芝麻、薏仁、干地黄各等分，以酒浸之，空腹服。治疗老年人风痹，四肢无力，腰膝疼痛。（《食医心鉴》）

2. 五味子方

出处：《抱朴子》："服五味子子十六年，面色如玉，入火不灼，入水不濡"。

功效：收敛固涩，益气生津，补肾宁心之功效。常用于久咳虚喘，梦遗滑精，遗尿尿频，久泻不止，自汗盗汗，津伤口渴，内热消渴，心悸失眠。

饮食养生方

（1）治肺虚寒：五味子，方红熟时，采得，蒸烂、研滤汁，去子，熬成稀膏。量酸甘入蜜，再上火待蜜熟，俟冷，器中贮，作汤，时时服。（《本草衍义》）

（2）治白浊及肾虚，两腰及背脊穿痛：五味子一两，炒赤为末，用醋糊为丸，醋汤送下三十丸。（《经验良方》五味子丸）

（3）治梦遗虚脱：北五味子一斤，洗净，水浸一宿，以手按去核，再用温水将核洗取余味，通用布滤过，置砂锅内，入冬蜜二斤，慢火熬之，除砂锅斤两外，煮至二斤四两成膏为度。待数日后，略去火性，每服一二匙，空心白滚汤调服。（《医学入门》五味子膏）

3. 菖蒲方

出处：（1）《神仙服食》："菖蒲寻九节者，窨干百日，为末，日三服。久服聪明耳目，延年益寿"。

（2）《抱朴子》云："韩聚服菖蒲十三年，身上生毛，日诵万言，冬袒不寒。须得石上生者，一寸九节，紫花尤善"。

功效：开窍，豁痰，理气，活血，散风，去湿。治癫痫，痰厥，热病神昏，健忘，气闭耳聋，心胸烦闷，胃痛，腹痛，风寒湿痹，痈疽肿毒，跌打损伤。

饮食养生方

治小便一日一夜数十行：石菖蒲、黄连，二物等分。治筛，酒服方寸匕。（《范汪方》）

4. 莲花方

出处：(1)《日华子》云："莲花蕊蕊，久服镇心益色，驻颜轻身"。

(2)《太清诸本草》："七月七日采莲花七分，八月八日采莲根八分，九月九日采莲子九分，阴干食之，令人不老"。

功效：活血止血、祛湿消风、清心凉血、解热解毒。

饮食养生方

(1) 荷花 10 克，沸水冲，代茶饮，经常饮用，可疏肝解郁，减肥降血脂。（经验方）

(2) 莲花糕：莲花 20 克、粳米各 120 克，茯苓 60 克，共为细末，砂糖调和，小火慢熬 10 分钟即可，每服少许，用于病后虚弱，不消水谷。（经验方）

5. 何首乌方

出处：《日华子》云："何首乌，味甘，无毒，久服壮筋骨，益精髓，黑髭鬓，令人有子"。

功效：补益精血（制用）；解毒，截疟，润肠通便（生用）的功效。主治精血亏虚，头晕眼花，须发早白，腰膝酸软，久疟，痈疽，瘰疬，肠燥便秘。

饮食养生方

(1) 年老体弱之人血虚肠燥便秘，与肉苁蓉、当归、火麻仁等各 3 克同用，沸水冲，代茶饮，可润肠通便。（经验方）

(2) 治血虚萎黄，失眠健忘，与熟地黄、当归、酸枣仁各 3 克，小米 50 克，煮粥，经常食用，可滋阴养血。（经验方）

6. 肉桂方

出处：《抱朴子》云："赵他子服桂二十年，足下毛生，日行五百里，力举千斤"。

功效：肉桂能补火助阳，引火归元，散寒止痛，活血通经。用于阳痿，宫冷，腰膝冷痛，肾虚作喘，阳虚眩晕，目赤咽痛，心腹冷痛，虚寒吐泻，寒疝，痛经经闭。

饮食养生方

桂肝丸：肉桂5克，公鸡肝1具，将肉桂研细末，和鸡肝一起捣烂，和丸如绿豆大，每次服5丸，每日服3次。治疗小儿遗尿，睡中不能知晓者。（《万氏家抄方》）

7. 松子方

出处：（1）《列仙传》："食松子，能飞行健，走如奔马"。

（2）《神仙传》：松子不以多少，研为膏，空心温酒调下一匙头，日三服则不饥渴。久服日行五百里，身轻体健。

功效：久食健身心，滋润皮肤，延年益寿，也有很高的食疗价值。

饮食养生方

松子去壳，捣如膏，收贮。每次服一汤匙，酒调服，一日三次。（经验方）

8. 松节酒

出处：《神仙传》："治百节疼痛，久风虚，脚痹痛。宋节酿酒，服之神验"。

功效：祛风燥湿，舒筋通络，活血止痛。常用于风寒湿痹，历节风痛，脚痹痿软，跌打伤痛等。

饮食养生方

治疗大骨节病：松节7.5千克，蘑菇0.75千克，红花0.5千克，加水50千克，煮

沸至 25 千克，滤过加白酒 5 千克。每次服 20 毫升，每日 2 次。（《陕甘宁青中草药选》）

9. 槐实方

出处：《神仙传》："槐实于牛胆中渍浸百日，阴干。每日吞一枚，十日身轻，二十日白发再黑，百日通神"。

功效：清热泻火，凉血止血，用于肠热便血，痔肿出血，肝热头痛，眩晕目赤。

饮食养生方

治疗阴疝肿缩：槐子（炒）50 克，捣罗为末，炼蜜丸如梧桐子大。每服二十丸，温酒下，空心服。（《圣济总录》槐子丸）

10. 栗子方

出处：《食疗本草》云："肾气虚弱，取生栗子不以多少，令风干之。每日空心细嚼之三五个，徐徐咽之"。

功效：养胃健脾，补肾强筋，活血止血，对肾虚有良好疗效，故称为"肾之果"。用于脾胃虚弱、反胃、泄泻、体虚腰酸腿软等。

饮食养生方

（1）栗子燕麦炖排骨：养胃健脾，补肾强筋。栗子肉 50 克、燕麦 50 克、红豆 25 克、排骨 150 克、生姜适量。栗子去壳去皮，燕麦米、红豆洗净（可提前用清水泡发 1 小时），排骨洗净切块并氽水去掉血污，在炖盅加入 800 毫升清水，将以上食物全部放入炖盅，武火炖开后改文火继续炖 1 小时，最后调味食用。（经验方）

（2）板栗炖羊肉：取羊肉 100 克，切小块，板栗仁 50 克，一同下锅，微炒，再加水炖煮至肉熟，适量加盐、姜、葱等调味品，经常食用，对胃纳不佳，腰膝酸软无力

者有好处。（经验方）

11. 黄精方

出处：《饮膳正要》："昔临川有士人虐其婢，婢乃逃入山中。久之，见野草枝叶可爱，即拔取食之，甚美。自是常食之，久而不饥，遂轻健。问以述其故，所指食之草，即黄精也。"

功效：宽中益气，补五藏，调良肌肉，充实骨髓，坚强筋骨，延年不老，颜色鲜明，发白再黑，齿落更生。

饮食养生方

（1）壮筋骨，益精髓，变白发：黄精、苍术各四斤，枸杞根、柏叶各五斤，天门冬三斤。煮汁一石，同曲十斤，糯米一石，如常酿酒饮。（《本草纲目》）

（2）补精气：枸杞子（冬采者佳）、黄精等分。为细末，二味相和，捣成块，捏作饼子，干复捣为末，炼蜜为丸，如梧桐子大。每服五十丸，空心温水送下。（《奇效良方》枸杞丸）

（3）治脾胃虚弱，体倦无力：黄精、党参、淮山药各一两，蒸鸡食。（《湖南农村常用中草药手册》）

（4）治赤白带：鲜黄精根头二两，冰糖一两，开水炖服。（《闽东本草》）

12. 枸杞方

出处：《食疗本草》云："枸杞叶能令人筋骨壮，除风补益，去虚劳，益阳事。春夏秋采叶，冬采子，可久食之。"

功效：滋补肝肾，益精明目。用于虚劳精亏，腰膝酸痛，眩晕耳鸣，内热消渴，血虚萎黄，目昏不明。

> 饮食养生方

金髓煎：延年益寿，填精补髓，久服发白变黑，返老还童。枸杞（不拘多少，采红熟者）。用无灰酒浸之，冬六日，夏三日，于沙盆内研令烂细，然后以布袋绞取汁，与前浸酒一同慢火熬成膏，于净瓷器内封贮。重汤煮之，每服一匙头，入酥油少许，温酒调下。（《饮膳正要》）

13. 天门冬方

出处：（1）《道书八帝经》："欲不畏寒，取天门冬、茯苓为末服之"。

（2）《抱朴子》云："杜紫微服天门冬，御八十外家，有子一百四十人，日行三百里"。

（3）《列仙子》云："赤松子食天门冬，齿落更生，细发复出"。

（4）《神仙传》："甘始者，太原人。服天门冬，在人间三百年"。

（5）《修真秘旨》："神仙服天门冬，一百日后怡泰和颜，羸劣者强"。

功效：滋阴润燥，清肺降火。主治燥热咳嗽，阴虚劳嗽，热病伤阴，内热消渴，肠燥便秘，咽喉肿痛。

> 饮食养生方

（1）天门冬膏：去积聚，风痰，癫疾，三虫，伏尸，除瘟疫。轻身，益气，令人不饥，延年不老。天门冬（不以多少，去皮，去根、须，洗净）。上件捣碎，布绞取汁，澄清滤过，用瓷器、砂锅或银器，慢火熬成膏。每服一匙头，空心温酒调下。（《饮膳正要》）

（2）治肺胃燥热，痰涩咳嗽，天门冬（去心）、麦门冬（去心）等分。上两味熬膏，炼白蜜收，不时含热咽之。（《张氏医通》二冬膏）

14. 熟地黄方

出处：《抱朴子》云："楚文子服地黄八年，夜视有光"。

功效：补血滋阴，益精填髓。用于血虚萎黄，心悸怔忡，月经不调，崩漏下血，肝肾阴虚，腰膝酸软，骨蒸潮热，盗汗遗精，内热消渴，眩晕，耳鸣，须发早白。

饮食养生方

口干心躁，熟地黄五两，水三盏，煎一盏半，分三服，一日尽。(《太平圣惠方》)

15. 苍术方

出处：(1)《抱朴子》云："南阳文氏，值乱逃于壶山，饥困，有人教之食术，遂不饥。数年乃还乡里，颜色更少，气力转胜"。

(2)《药经》云："心欲长生，当服山精。是苍术也"。

功效：燥湿健脾，祛风散寒，明目。用于湿阻中焦，脘腹胀满，泄泻，水肿，脚气痿躄，风湿痹痛，风寒感冒，夜盲，眼目昏涩。

饮食养生方

大风痹，筋骨软弱，散风除湿解郁。汁酿酒，治一切风湿筋骨痛。(《本草纲目》)

16. 茯苓方

出处：(1)《抱朴子》云："任季子服茯苓一十八年，玉女从之，能隐彰，不食谷，面生光"。

(2)孙真人《枕中记》："茯苓久服，百日百病除"。

功效：利水渗湿，健脾宁心。用于水肿尿少，痰饮眩晕，脾虚食少，便溏泄泻，心神不安，惊悸失眠。

饮食养生方

（1）治心虚梦泄，或白浊：白茯苓末二钱，米汤调下，日二服。（《仁斋直指方》）

（2）治头风虚眩，暖腰膝，主五劳七伤：茯苓粉同曲米酿酒饮。（《本草纲目》茯苓酒）

17. 远志方

出处：《抱朴子》云："陵阳仲子服远志二十年，有子三十人，开书所见，便记不忘"。

功效：安神益智、祛痰消肿，用于心肾不交引起的失眠多梦、健忘惊悸，神志恍惚，咳痰不爽，疮疡肿毒，乳房肿痛。

饮食养生方

治神经衰弱，健忘心悸，多梦失眠：远志（研粉），每服一钱，每日二次，米汤冲服。（《陕西中草药》）

第三节　饮食养生禁忌

《吕氏春秋·尽数》："凡食之道，无饥无饱"。饮食养生的核心是饮食有节，不偏食，不嗜食，不过食，不节食，口味上咸淡适宜，保证"五味中和"。

一、一般禁忌

1. "强与不消，复成疾病"（《千金翼方》）

疾病的发生，饮食失调是常见的原因，婴幼儿尤其如此。常言道："若要婴儿安，必得三分饥与寒"。小儿脏腑娇嫩，形气未充，生机勃勃，发育迅速，伤食与伤热这两大主要致病因素，是危害儿童健康的大敌。所以，哺乳婴幼儿，时间不可过早，否则脾胃尚弱，难以消化五谷，易致疾病。"强与不消，复成疾病"虽然针对小儿而言，对所有人都有普遍意义。

2. "五谷不节，变成疾病"（《备急千金要方》）

不遵法度，无节制称为不节。"服食五谷不能将节，冷热咸苦更相抵触，共为攻击，变成疾病。"不节制饮食，脾胃将因之受损；冷热咸苦等五味偏嗜之物摄取过度，久而发病。《内经》所论五味太过和不及致病，都属于"不节"。

3. "饮食自倍，肠胃乃伤。"（《素问·痹论篇》）

"倍"有两个含义：一是饮食过量；二是违背常理常规，此处"倍"通"悖"。意思是饮食过量，或者饮食违背常规，就要损伤肠胃，这是脾胃病的常见病因。此语强调了饮食失节的致病因素，堪称经典之言。中医学认为"脾胃乃后天之本，气血生化之源"，人体生长发育，与脾胃关系密切。多食、过食、大食、嗜食、暴食，皆致脾胃受伤，健康受损。

4. "高粱之变，足生大丁"（《素问·生气通天论篇》）

"高粱"即"膏粱"，指肥美精细的饮食；"足"有两个含义：一是"足以"，意思是过食膏粱厚味，足以导致各种疾病的发生；二是指足部、下肢，指过食膏粱厚味，容易导致消渴病、糖尿病的发生，日久不愈，出现变症坏症，导致脱疽、溃烂坏死就是"足生大丁"。

5. "因而饱食，筋脉横解，肠澼为痔。因而大饮，则气逆"（《素问·生气通天论篇》）

长期过度的饱食，食物郁积不消化，日久导致下利脓血、痔疮；一次性大量饮入较多的液体，影响肺的肃降和宣发功能，造成水液停聚，影响气机升降，形成气机逆乱的变证。因肺居五脏六腑之巅，其气以下行为顺；肺为"水之上源"，功能"通调水道，下输膀胱。"过量饮水，会在骤然间冲淡血液，造成血液与身体细胞的氧气交换不能正常进行，从而影响到大脑的功能。如在身体缺乏盐分的情况下，过量饮水，则会因体液渗透压急剧下降，水很快转移到脑组织，使脑细胞水肿，从而形成水中毒。过量饮酒也属于"大饮"。

6. "饱食即卧，乃生百病"（孙思邈《千金要方》）

人们常用"饱食终日，无所事事"来形容一些懒惰之人。民间也有"要想身体好，吃饭莫太饱""每餐少数口，活到九十九""人带三分饥和寒，岁岁保平安""要想婴儿安，必得三分饥与寒"等养生古训。

饱食即过食，食量超过身体所需，是一种供大于求、收入大于支出的营养过剩状态。"一顿吃伤，十顿喝汤"是对饱食危害的生动描述。宋代赵佶《圣济总录》："饮食饱则肠胃伤，情欲过则气血耗"；明代敖英撰写的《东谷赘言》："多食之人有五患，一者大便数，二者小便数，三者扰睡眠，四者身重不堪修养，五者多患食不消化。"进食多的人大小便次数增多，全身感到沉重无力，困倦多睡，由于多食少动，容易发生消化不良。暴饮暴食损伤肠胃，出现头昏眼花、疲倦乏力等症状。

"胃不和则卧不安"，饥饱失常还会影响人体睡眠；损伤肠胃，还会导致身体消瘦，体质下降，抗病能力减退。现代研究发现，胃肠是人体的"第二大脑"，饮食不节不仅损伤脾胃，还会影响大脑功能，导致认知能力、记忆力下降。

7. "若贪爽口而忘避忌，则疾病潜生"（《饮膳正要》）

如果贪食口腹之欲，不知禁忌，疾病就会在不知不觉中暗暗滋生。可见，饮食有节是保护健康、预防疾病的重要方法。有关"食忌"内容将在后面详论。

8. "五味太过"（《素问·生气通天论篇》）

过食酸味，会使肝气淫溢而亢盛，从而导致脾气的衰竭；过食咸味，会使骨骼损伤，肌肉短缩，心气抑郁；过食甜味，会使心气满闷，气逆作喘，颜面发黑，肾气失于平衡；过食苦味，会使脾气过燥而不濡润，从而使胃气滞；过食辛味，会使筋脉败坏，发生弛纵，精神受损。因此谨慎地调和五味，会使骨骼强健，筋脉柔和，气血通畅，腠理致密，这样骨气就精强有力。

二、妊娠食忌

孕妇肩负着孕育胎儿的重要责任，孕妇的饮食选择也是非常重要的。《饮膳正要·卷第一·妊娠食忌》中记载了许多非常具体的妊娠食忌，其中有些内容今天看来或许缺乏科学依据。但是，作为经验之谈，我们还是应当谨慎对待，其中有些禁忌还是有参考借鉴意义的。

1. "食雀肉，饮酒，令子心淫情乱，罔顾羞耻"

据《增补食物秘方》记载，雀肉能"补五脏，益精髓，暖腰膝，起阳道，缩小便，又治妇人血崩带下"。但对于孕妇饮食还应谨慎对待。或许因为雀肉和酒，两者性热，能发欲动情，会扰乱孕妇心境，勾起欲望，不利于养胎与胎教。

2. "食冰浆，绝产"

冰浆是一切生冷之物的总称。因为寒为阴邪，易伤阳气；寒性收引，容易引起宫缩。孕妇过食寒凉之品，容易导致"宫寒不孕"。"阴隰之地，寸草不生；清冷之渊，鱼虾不藏"，何况人乎？

三、乳母食忌

哺乳期妇女尤其应该重视饮食养生，《饮膳正要·卷第一·乳母食忌》提示的乳母食忌等相关内容，也应严格遵守。作者从中选择几条加以解读，供哺乳期妇女参考。

1. 母不欲醉，醉则发阳，乳之令子身热腹满：哺乳期妇女禁止饮酒，更不能醉酒。如果醉酒之后再喂奶，会令婴幼儿身体发热，躁扰不宁，脘腹胀满，不思饮食。

2. 母勿太饱乳之，母勿太饥乳之，母勿太寒乳之，母勿太热乳之：哺乳期喂奶，乳母要保持身心状态的健康平和，当身体出现寒、热、饥、饱等失衡状态时，都不要马上喂奶。这从另一个侧面也提醒乳母，要把喂奶当作一项重要的任务去完成，要提前做好准备，提前调整自己的身心状态。

3. 子有泻痢、腹痛、夜啼疾、疥癣、疮疾，乳母忌食寒凉发病之物：泻痢、腹痛、夜啼疾是病症名，是专业医生诊治的内容；寒凉饮食对乳母的影响前已述及。这里重点介绍"发物"。发物指富于营养或有刺激性，特别容易诱发某些疾病（尤其是旧病宿疾），或加重已发疾病的食物。例如，有人把食用鸡、蛋类、猪头肉、鱼、虾、蟹类等称为发物，认为这些"发物"对人体而言为异体蛋白，可构成过敏源而导致人体发病；鱼、虾、蟹类本身就含组织胺，而组织胺可使血管通透性增高、微血管扩张、充血、血浆渗出、水肿、腺体分泌亢进及嗜酸性粒细胞增高等，从而导致了机体变态反应（过敏反应），诱发皮肤病，如出现红斑、丘疹、水疱、发热等。婴幼儿脏腑娇嫩，形气未充；生机勃勃，发育迅速。这些"发物"很容易通过母乳作用于患儿，引发或加重疾病。

4. 子有积热、惊风、疮疡，乳母忌食湿热、动风之物：积热、惊风、疮疡是病症名，是专业医生诊治的内容；湿热之物通常是指生冷油腻，不易消化，容易酿湿生痰的食物，如，油炸食品、肥甘厚味、各种酒类等；动风是指食物具有很强的辛香走窜性,目前"动风之物"一般特指油腻、辛辣或海鲜等刺激性强,易引发过敏的食物。

四、服药食忌

饮食养生还要求遵守"服药食忌",这对疾病康复大有裨益。考虑到患者在治疗用药时必须遵从医嘱,听从医生的服药食忌。因为专业医生所建议的服药食忌是有充足的现代研究证据作支撑的,更科学,更明确。

有关饮食养生的内容很多,涉及范围很广,目前也有诸多出版物问世。本章主要从饮食养生的基本原则、方法以及禁忌三个方面加以总结归纳,并结合自己的研究加以整理提高。现代饮食营养是一门专业学科,饮食养生与现代营养学结合,能起到事半功倍的效果。

FOUR METHODS

HEALTH PRESERVATION

"通补,调养"

养生四大方法

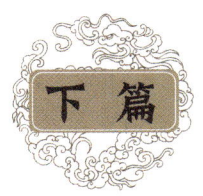

下篇
通调补养，养生四大方法

从具体操作方法而言，各种养生方法都可以用"通调补养"四法来概括。

张子和《儒门事亲·汗吐下三法该尽治病诠》指出："吐汗下"三法可涵盖其他各种治疗方法；清代名医程钟龄《医学心悟》首次提出"八法"。指出："一法之中，八法备焉；八法之中，百法备焉"，高度概括了中医治疗的原则性与灵活性。各种治法的完美结合，圆机活法，灵活变通，又体现了大道至简，执简驭繁的特色。

基于此，作者参考借鉴了历代中医学的治则治法研究成果，结合多年养生保健的理论与实践，总结提炼出"通调补养"四法，以提纲挈领，指导养生实践。

第一章 通法

何谓通？东汉许慎在《说文解字》中解释道："通，达也"；《周易·系辞传》："往来不穷谓之通"，"推而行之谓之通"。《吕氏春秋·达郁》："血脉欲其通也"，突出了人体血脉当以通利畅达，和顺无碍为顺。

第一节 交通心肾

交通心肾指心火必需下降于肾，使肾水不寒；肾水必须上济于心，使心火不亢。倘若心肾不交，水火失济，就会导致形神之间的交通障碍，出现心悸心烦、头晕失眠、健忘遗精、耳鸣耳聋、腰酸腿软、小便短赤、舌质红、脉细数等精神、情志以及躯体方面的症状。交通心肾意味着形神同调，综合养生与治病求本，辨证论治兼顾。

一、推荐方药

应用具有滋肾阴、敛肾阳、降心火、安心神作用的食药同源方药，以滋阴潜阳，沟通心肾，进行调理。

（一）单味药

1. 远志：归心、肺、肾经。功能宁心安神，祛痰开窍，解毒消肿。主治心神不安，惊悸失眠，健忘等，是交通心肾的传统用药。《药性通考》："能交心肾"。《得宜本草》："远志得茯苓入肾通阳，得枣仁通心安神"。《医方集解》：若配菖蒲"通心气，以交肾"。

2. 莲子：归脾、肾、心经。功能补脾止泻，益肾固精，养心安神。用于肾虚遗精、滑泄、小便不禁，妇人崩漏带下，心神不宁，惊悸，不眠。《本草纲目》："交心肾，厚肠胃，固精气，强筋骨，补虚损，利耳目，除寒湿，止脾泄久痢，赤白浊，女人带下崩中诸血病"。

3. 莲子心：归心、肾经。功能清心安神，交通心肾，涩精止血。对于心火妄动，心肾不交所致遗精、失眠，可用莲子心以清心安神，交通心肾。《温病条辨》："莲心，由心走肾，能使心火下通于肾，又回环上升，能使肾水上潮于心"。

4. 茯苓：归心、脾、肾经。功能利水渗湿，健脾安神。古方多有用茯苓交通心肾的用法，如"通肾交心"的六味地黄丸，"通心气于肾"的茯菟丸、桑螵蛸散，"交心肾"的七宝美髯丹等。

（二）中成药

1. 妙香散：益气运脾，交通心肾，镇心降火，补脾益肾，收敛固摄，通经开窍，则脾气健运，水火阴阳能上下交通，故惊悸恐怖、悲忧惨戚、虚烦少睡、饮食无味等症亦可自愈。

2. 黄连阿胶汤：滋阴补血，降火以除烦。对阴虚火旺、心肾不交所致之失眠、惊悸、健忘等确有相当功效。

3. 交泰丸：清心以泻上亢之火，温肾以引火归原，煎药入蜜，空腹服之，能使心肾交于顷刻。为治疗失眠、临卧时精神兴奋、心悸不安、不能入睡，白天反见头昏嗜睡的有效方剂。

4. 孔圣枕中丹：开通心窍，宣气除痰，用远志通肾气，上达于心，助心阳，补心气，交通心肾，镇心安神，对思虑过度、心悸怔忡、头晕失眠、遗精盗汗、多梦健忘等有效。

（三）食疗方

1. 天门冬10克，麦门冬5克，山药5克，芡实10克，生栀子8克，肉桂2克。功能：养阴泻火，交通心肾，用于心肾不交、心阴不足、虚火上炎、心烦失眠、烦躁易怒、口干舌燥、心慌健忘者。上药沸水冲，代茶饮，口渴即饮，不拘多少。

2. 人参2克，当归、黄芪、山茱萸各6克，熟地、麦门冬各10克，柏子仁10克，莲子心、肉桂各1克。功能：补肾养阴，清心安神，交通心肾，引火归元，用于男女心神不宁、精关不固、梦遗梦交、心身疲惫之症。上药沸水冲，代茶饮，口渴即饮，不拘多少。

3. 山茱萸、芡实、五味子、人参、麦门冬、当归、炒酸枣仁、茯神、白术、甘草各2克，老母鸡1只，洗净切块，加入各种调料适量，与上药一起煲汤。有交通心肾，静心安神，涩精止遗之功，主治倦怠乏力、健忘神疲、梦交梦遗。煲汤服用，吃肉喝汤，晚餐前食用效果更佳。

二、穴位按摩推拿

（一）劳宫

劳宫是手厥阴心包经的荥穴，取穴的时候，半握拳，食、中、无名及小指四指轻压掌心，中指与无名指两指间即是本穴。有交通心神肾，清心安神之功，对于心肾不交、心火上扰、烦躁、失眠等有效，还常用于治疗昏迷、中暑、癔症、口腔炎等。

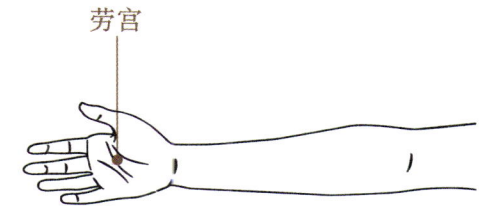

操作方法：可采用按压、揉擦等方法，左右手交叉进行，每穴各操作10分钟，每天2—3次，不受时间、地点限制。也可借助小木棒、笔套等钝性的物体进行按摩。

（二）三阴交

三阴交是足太阴脾经一个养生的重要穴位，是足部肝、脾、肾三条阴经经脉的气血交会之穴。取此穴位时可采用正坐的姿势，该穴位于足内踝尖上3寸（即食、中、无名、小指并起来的宽度）、胫骨后方凹陷处。有健脾益血、调肝补肾、安神之效，可帮助睡眠，用于脾胃虚弱、消化不良、腹胀肠鸣、腹泻、月经不调、崩漏、带下、闭经、子宫脱垂、难产、产后血晕、恶露不尽、遗精、阳痿、阴茎肿痛、水肿、小便不利、遗尿、膝脚痹痛、脚气、失眠、湿疹、荨麻疹、神经性皮炎、高血压病等。

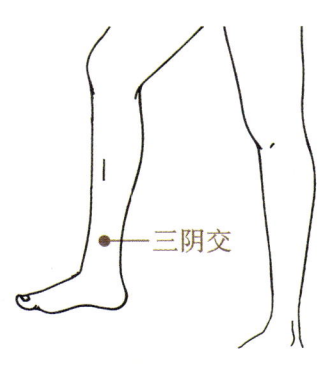

操作方法：将左脚架于右腿上，用右手的拇指或中指指端用力按压左侧三阴交穴，一压一放为1次，按压50

次；然后改为先顺时针方向、后逆时针方向各按揉此穴 5 分钟，力量柔和，以感觉酸胀为度，不可力量过大，以免伤及皮肤。然后换右脚，方法同上。

三、其他

1. 晨起做轻微的体育运动，如慢跑、散步、太极拳、五禽戏等，以活动筋骨、疏通血脉，增强心肺功能，但不可做剧烈运动。

2. 自然呼吸功：自然站立，全身放松，目视前方，半开半合，含胸拔背，收腹松腹，用鼻用力吸气，下沉丹田，用口慢慢呼出，意守心脏，反复练习，每日早晚各 1 次，每次 10 至 20 分钟。能锻炼心肺功能，交通心肾，帮助消化，增强机体免疫力。

3. 交通心神浴足汤：五味子 20 克，生地 10 克，知母、黄柏、肉桂各 6 克。上药加水 3000 毫升，煎 30 分钟后，先熏下肢及足部，待温度合适再泡脚，有滋阴清热、通经活络、交通心肾、利于睡眠之效。

第二节　通则不痛

"不通则痛，不荣则痛"是中医疼痛的基本病机，养血、活血、通经活络是主要治疗方法。"不通则痛"一般属实证，多因经脉阻滞，气血流通不畅所致。这种疼痛通常是疼痛剧烈，固定不移，拒按。"不荣则痛"一般属虚证，多因气血、精、津液亏虚，不能温煦濡养脏腑经脉所致。"不荣则痛"是另一种形式的"不通"。气虚推动无力，血虚滋养匮乏，日久可致气虚血瘀，血虚血枯，出现疼痛，这种疼痛通常是隐隐作痛，得温热可以缓解。

中医学的特点是整体观念和辨证论治，这对各种"痛症"的诊疗非常重要。一是要切记整体观念，千万不要"头痛医头，脚痛医脚"；二是切忌见痛止痛，不诊察疼痛的来源，误诊误治，贻误病情；三是身体不适，出现疼痛，要立刻到医院就诊。

本书介绍的各种治法，包括下面的"止痛"法，都是配合医院诊疗的养生方法，不可偏颇，更不能替代各种医学诊疗，这是需要说明的。

一、推荐方药

应用具有补气养血、活血化瘀、温经散寒、通经活络作用的食药同源方药，以补气血，消瘀滞，通经络，止疼痛。

（一）单味药

1. 延胡索：味辛、苦，性温，归肝、脾经。具有活血、行气、止痛的功效，是通用广谱止痛药，广泛应用于各种痛症，如胸胁脘腹疼痛，胸痹心痛，经闭痛经，产后瘀阻少腹，跌扑肿痛等。《开宝本草》：延胡索，破血，妇人月经不调，腹中结块，崩中淋露，产后诸血病，血运，暴血冲上，因损下血。煮酒或酒磨服。

2. 三七：味甘、微苦，性温，归肝、胃经。具有散瘀止血、消肿定痛的功效，古时被称为"金创圣药"，可用"止血、散瘀、定痛"六字概括，多用于咯血，吐血，衄血，便血，崩漏，外伤出血，胸腹刺痛，跌扑肿痛。《本草纲目》："止血、散血、定痛，金刃箭伤、跌扑杖疮、血出不止者，嚼烂涂，或为末掺之，其血即止"。

3. 桃仁：味苦、甘，性平，归心、肝、大肠经。具有活血祛瘀，润肠通便，止咳平喘等功效。用于经闭痛经，癥瘕痞块，肺痈肠痈，跌扑损伤，肠燥便秘，咳嗽气喘。桃仁用于"不通则痛"，因其具有活血祛瘀之功；用于"不荣则痛"，因其富含油脂，有濡养润燥之力。

4. 川芎：味辛，性温，归肝、胆、心包经，能活血行气，祛风止痛，祛瘀通脉，被称为"血中气药",用于胸痹心痛,胸胁刺痛,跌扑肿痛,月经不调,经闭痛经,癥瘕腹痛,头痛,风湿痹痛等。

5. 郁金:味辛苦,性寒,能活血止痛,行气解郁,清心凉血,利胆退黄。用于胸胁刺痛,胸痹心痛,经闭痛经,乳房胀痛,热病神昏,癫痫发狂,血热吐衄,黄疸尿赤。

6. 姜黄:味辛苦,性温,能破血行气,调经止痛。用于胸胁刺痛,胸痹心痛,痛经经闭,风湿肩臂疼痛,跌扑肿痛。

(二) 中成药

1. 元胡止痛片:辛散温通,活血祛瘀,行气止痛,祛风散寒,燥湿止痛,共奏理气,活血,止痛之功,用于气滞血瘀所致的胃痛,胁痛,头痛及痛经。

2. 三七伤药片:活血散瘀,消肿止痛,逐寒化瘀,续筋接骨;补肝肾,强筋骨;共奏活血消肿止痛之功。

3. 七厘散:活血止血,散瘀止痛,生肌敛疮;收敛止血,能除瘀滞而止痛;清热解毒,镇心安神,尚可防腐,共奏化瘀消肿,止痛止血之功效。

4. 活络效灵丹:活血通络、化瘀止痛之能,用于气血瘀滞,心腹疼痛,腿臂疼痛,跌打瘀肿,内外疮疡,以及癥瘕积聚等,是伤骨科活血止痛常用的基础方剂。

(三) 食疗方

1. 三七炖鸡:老母鸡1只,洗净切块;三七5克,人参3克,其他调料适量,加水小火慢炖,待熟后吃肉喝汤。有气血双补,滋补温养之功,用于女性月经不调,痛经,四肢不温,周身肌肉关节不适,年老体弱者,疾病康复期患者也可食用。《本草纲目拾遗》:"人参补气第一,三七补血第一,味同而功亦等,故称人参三七,为中药之最珍贵者。"

2. 当归生姜羊肉汤：当归 30 克，生姜 30 克，羊肉 250 克，加料酒 10 毫升，其他调料适量，文火煮汤至羊肉熟烂，调味食。具有温中补虚，祛寒止痛之功，用于寒疝腹中痛及胁痛里急、妇女痛经、闭经、产后腹痛、崩漏以及虚劳不足等。当归生姜羊肉汤是中医经典名方，出自医圣张仲景《金匮要略》，凡血虚内寒所致诸证，皆可用本方调理。

3. 桃仁香附粥：桃仁 20 克、香附 20 克、粳米 100 克。将桃仁、香附以水煎沸 15 分钟，去渣留汁，入粳米煮粥。具有活血理气，解郁止痛之功，用于情志抑郁，心情不佳，唉声叹气，面色晦暗无光泽者。

4. 阿胶：阿胶 50 克，打碎后加入适量黄酒，加水熬成阿胶膏，每次 10 毫升，每日 2 次，空腹服。有养血补虚润燥之功，用于血虚面色萎黄无华，眩晕心悸以及女子月经不调，少腹冷凉，痛经等。《本草纲目》称阿胶为"补血圣药"是很准确的。

二、穴位按摩推拿

中医针灸《四总穴歌》可作为"不通则痛"与"不荣则痛"穴位按摩推拿调理的参考。诀曰："肚腹三里留，腰背委中求，头项寻列缺，面口合谷收。"意思是病在胃肠可按摩足三里穴；腰酸背痛，可按摩委中穴；头痛项强可按摩列缺穴；面部口部有病，可按摩合谷穴。现代人在此基础上又有所补充，提出："心胸取内关，小腹三阴谋，酸痛阿是穴，急救刺水沟"。此外，有经验表明，一些穴位具有很好的止痛效果，如，牙痛按颊车穴，急性腰扭伤、腰痛按太冲穴，痛经按八髎穴等，可作为参考。

操作方法：左右侧交替按压，一压一放为 1 次，按压 50 次；然后改为先顺时针方向、后逆时针方向各按揉此穴 5 分钟。每日 2 次。

三、其他

1. 除肩周炎等需要动静结合，"以静止痛，以动治痛"外，不主张做任何医疗体育锻炼，应以静养为主进行调理。可配合导引、吐纳、内观、调息等内样方法辅助。

2. 气功导引法：自然端坐，头背正直，双目微闭，全身放松，意守丹田，调节精神，排除杂念，渐入佳境，每日早晚各练1次，每次30分钟。气功导引能使全身放松，颐养心志，强身健体，缓解疼痛，增强机体免疫力，适合于各种年龄的人群。

3. 练放松功：意守头、胸、腹、四肢等各个部位，依次放松、自然、平静呼吸，顺其自然，每日早晚各练1次，每次30分钟。可缓解疼痛，疏通经络，消除疲劳，改善睡眠，调整身心。

第三节　六腑以通为用，腑病以通为补

"六腑以通为用，腑病以通为补"是中医理论的重要内容，也是养生的重要方法。它是基于人体脏腑的生理特性决定的。《黄帝内经》指出："五脏者，藏精气而不泻，故实而不能满；六腑者，传化物而不藏，故满而不能实"，强调人体五脏主藏精，要保持精足血满，气旺神生的状态，以精气充盈为要；六腑主传化，要保持通降顺畅，中无积滞阻塞为要。

"要想长生，肠中常清；要想不死，肠中无屎"就是这一理论的白话版。张子和提出的："陈莝去而肠胃洁，癥瘕尽而荣卫昌，不补之中有真补者存焉"是对其机理的阐释。

对于老年人而言，保持六腑传导的通畅尤其重要。《素问·示从容论篇》提出"年长求之于腑"的养生治病原则，今天仍具理论与实践的指导意义与价值。

一、推荐方药

应用具有消积导滞,润肠通便,泻下通便的食药同源方药,以保持或恢复肠胃的传导顺降功能,荡涤胃肠,使停留于胃肠的宿食、燥屎、冷积、瘀血、结痰、停水等从下窍而出,达到"肠中常清,肠中无屎"的目的。

(一)单味药

1. 黑芝麻:味甘,性平,归肝、肺、肾经。能补肝肾,润五脏,润肠通便。用于肝肾阴虚,虚风眩晕,风痹,瘫痪,大便秘结,病后虚羸,须发早白,妇人乳少。

2. 蜂蜜:味甘,性平,归肺、脾、大肠经。滋补强壮,温中补脾,缓急止痛,滑肠通便,润肺止咳,清热解毒。用于脾胃虚弱,肠燥便秘,干咳无痰,胃溃疡,高血压,神经衰弱,贫血。

3. 决明子:味苦、甘、咸,性微寒,入肝、肾、大肠经,能清热明目,通便。用于目赤肿痛,羞明流泪,大便秘结。现在多用于降血脂、降血压。

4. 莱菔子:味辛、甘,性平,归肺、脾、胃经。消食除胀,祛痰降气。用于食积气滞,胸闷腹胀,嗳气吞酸,泻痢不爽,或痰涎壅盛,气喘咳嗽。

5. 火麻仁:味甘,性平,归脾、胃、大肠经,润肠通便,滋养补虚。用于肠燥津枯,大便秘结。

6. 鸡内金:味甘,性平,归脾、胃、小肠、膀胱经。能消食积,止遗尿,化结石,用于消化不良,遗精遗尿,或泌尿系结石。

(二)中成药

1. 小儿化食丸:消食化滞,泻火通便,用于食滞化热所致的积滞,症见厌食、烦躁、恶心呕吐、口渴、脘腹胀满、大便干燥。

2. 枳实导滞丸：攻积泻热，行气消积，清热燥湿，健脾燥湿，用于饮食积滞、湿热内阻所致的脘腹胀痛、不思饮食、大便秘结、痢疾里急后重。

3. 麻仁润肠丸：润肠通便；降气润肠，养阴濡坚；行肠胃气滞，泻热通便，用于肠胃积热，胸腹胀满，大便秘结。

4. 当归龙荟丸：有宣通血气，调顺阴阳，泻火通便之效，用于肝胆实火，头痛而赤，目赤晕眩，胸胁疼痛，惊悸抽搐，甚则躁扰狂越，便秘尿赤，或肝火犯肺之咳嗽。

（三）食疗方

1. 杏仁黑芝麻糊：黑芝麻粉10克，杏仁粉3克，糯米粉5克，水适量。将黑芝麻粉、杏仁粉和糖放入小奶锅中，加入清水至没过小奶锅的一半左右，文火熬。然后调糯米粉浆，清水搅和均匀即可；把糯米粉浆淋入烧开的芝麻粉水中迅速搅动使糯米粉糊化；然后边搅边煮，至芝麻糊黏稠即可。能滋阴养血，宣肺润肠通便，用于肠燥津枯便秘。（经验方）

2. 治大便不通：研麻子，以米杂为粥食之。（出《肘后方》）

3. 治产后血不去：麻子五升，捣，以酒一斗渍一宿，明旦去滓，温服一升，先食服，不瘥，夜服一升。忌房事一月，将养如初产法。（《千金方》麻子酒）

4. 桑麻丸：黑芝麻、桑叶各等分，糯米捣为丸，每日服，不间断。用于肝肾不足，时发目疾，皮肤干燥，大便秘结。（《寿世保元》）

5. 决明子、山楂、荷叶各5克，蜂蜜适量，沸水冲，代茶饮，能泻火润肠通便，还能减肥降脂，用于治疗习惯性便秘。（经验方）

6. 郁李仁30克，黄酒500克，浸泡1周，每次20毫升，每日1次，能润肠通便，用于肠燥津枯，大便秘结。（经验方）

二、穴位按摩推拿

(一) 命门

命门是督脉上的一个养生要穴,位于后正中线上,第二腰椎棘突下。直立时,由肚脐中作线环绕身体一周,该线与后正中线之交即是。是内脏所藏由此外输于督脉,能够接续督脉阳气。通过灸命门穴来驱除寒气,使阳气能够正常运行和温煦,促进胃肠蠕动,缓解便秘。

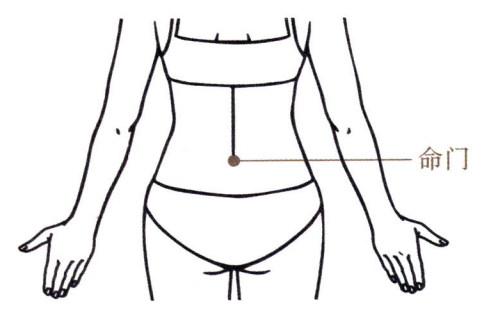

操作方法:睡前或醒后,俯卧姿势,需要者可找人帮助做隔姜灸。先将鲜姜切成直径约2—3厘米,厚约0.2—0.3厘米的薄片,中间以针刺数孔,然后将姜片置于命门穴处,再将艾炷放在姜片上点燃施灸。当艾炷燃尽再换新的艾炷,约3—5壮,以皮肤红润不起泡为度。

(二) 内庭

内庭属足阳明胃经,乃本经"荥"穴,在足背当第2、第3趾间,趾蹼缘后方赤白肉际处。有清胃止痛、清胃泻火、理气止痛、通调腑气之功。主治齿痛、喉痹、腹胀、痢疾泄泻、足背肿痛、热病、胃痛吐酸、耳鸣、齿龈炎、口臭、鼻出血、热病、胃痛吐酸、腹胀、痢疾、便秘、小便出血、跖趾关节痛等病症。

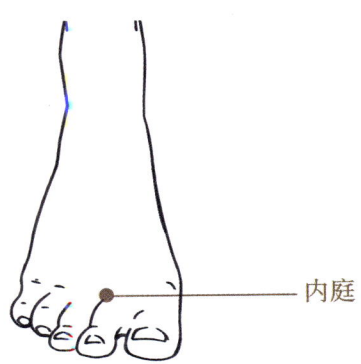

操作方法：左右侧交替按压，一压一放为 1 次，按压 50 次；然后改为先顺时针方向、后逆时针方向各按揉此穴 5 分钟。每日 2 次。

三、其他

1. 运动能够改善便秘症状。有些运动能增加肠蠕动，效果会更好些。比如说仰卧起坐，肌肉拉伸、瑜伽以及坚持慢走等。顽固性便秘需要用一些综合方法来辅助排便。同时还要饮食起居有规律等的配合。

2. 行气通便浴足汤：乌药、香附各 20 克，虎杖、川牛膝各 30 克，上药加水 3000 毫升，煎 30 分钟后。先熏下肢及足部，待温度合适再泡脚，能行气通经、消积通滞。

3. 下蹲运动：下蹲是最好的有氧经络运动，可运行经络中的气血，加强足六经与督脉的活力，固肾精、强腰力，积蓄生命阳气。采用半蹲的姿势进行锻炼，下蹲的次数以每组蹲 20—30 个为宜，每天可做 2—3 组。对于便秘、糖尿病、免疫力低下等有良好的防治作用。

第四节 开通腠理法

"开腠理，致津液，通气"，目的是促进"五脏元真通畅"，保持人体气血阴阳调和平和的健康状态。华佗主张"血脉流通，病不得生"；朱丹溪倡导"气血冲和（通畅），万病不生"。气血流通舒畅是人体健康的关键；气血不畅，气滞血瘀是诸多疾病的根源。血气流通是健康的常态，也是养生的最佳切入点。

开通腠理的目的是使"五脏元真通畅"，有两层含义：一是"生气通天"，强调人体之气与自然界阴阳之气必须相通。正是因为人体内的各种生理机能无不与自然界息息相通，人要随自然界的阴阳变化来调节生活起居，以保持阳气的充沛。二是"五脏相通"，要保持人体五脏元真充实，气血充足，营卫通畅，血脉调和，人体的脏腑功能就正常，人就能健康、宽和、平安、祥和。

一、推荐方药

"开腠理，致津液"是养生的目的，"通气"是达此目的的主要方法。基于此，本节以解表理气，活血通络，芳香开窍作用为主要功效，选择以下方药。

（一）单味药

1. 葛根：味甘、辛，性凉，归脾、胃、肺经。能发表解肌，升阳透疹，清热生津止渴，升阳止泻之功。常用于表证发热，项背强痛，麻疹不透，热病口渴，阴虚消渴，热泻热痢，脾虚泄泻。现代多用于高血压，颈椎病。

2. 葱白：味辛，性温，归肺、胃经。具有发汗解表，通达阳气的功效，主要用于外感风寒，阴寒内盛，格阳于外，脉微，厥逆，腹泻，外敷治疗疮痈疔毒。

3. 薤白：味辛、苦，性温，归心、肺、胃、大肠经。能行气止痛，通阳散结，行气导滞。用于胸闷，咳嗽，疼痛，喘息的胸痹心痛以及脘腹痞满胀痛，泻痢后重。

4. 淡豆豉：味苦性寒，归肺、胃经。有解表除烦，宣郁解毒之功，用于伤寒热病，寒热头痛，烦躁胸闷，腹痛泻痢。

（二）中成药

1. 理中丸：温中焦之阳气，祛中焦之寒邪，健中焦之运化，吐泻冷痛诸症悉可解除，方名"理中"，有温中祛寒，补气健脾之功，用于脾胃虚寒，自利不渴，呕吐腹痛，不欲饮食，中寒霍乱，阳虚失血，胸痹虚证，病后喜唾，小儿慢惊。

2. 大建中丸：有温中补虚，降逆止痛之功，用于中阳衰弱，阴寒内盛之脘腹剧痛，心胸中大寒痛，呕不能食，腹中寒，上冲皮起，出见有头足，上下痛而不可触近，手足厥冷，舌质淡，苔白滑，脉沉伏而迟。

3. 济生肾气丸：有温肾化气，利水消肿之功，用于肾阳不足、水湿内停所致的肾虚水肿、腰膝酸重，小便不利，痰饮咳喘。

4. 温经丸：有温经散寒，养血祛瘀之功，用于妇女冲任虚寒，月经不调，痛经，崩漏、不孕，小腹冷痛，经血夹有瘀块，时有烦热，舌质暗红，脉细涩者。

(三) 食疗方

1. 神仙粥：通阳散寒，防治感冒，提高免疫力。民间广为流传的"神仙粥"歌诀是："一把糯米煮成汤，七根葱白七片姜，熬熟对入半杯醋，伤风治感冒保安康。"此粥专治由风寒引起的头痛、浑身酸懒、乏力、发热等症，特别是患病三天内服用，即可收到"粥到病除"的奇效。(《惠直堂经验方》)

2. 葱豉汤：葱白 50 克，淡豆豉 30 克，以水三升，煮取一升，顿服取汗。不汗复更作，加葛根 6 克、升麻 9 克，水五升，煎取二升，分再服，必得汗；若不汗，又用葱汤研米 50 克，水一升，煮之，少时下盐、豉，后纳葱白四物，令火煎取三升，分服取汗，有通阳发汗之功，用于伤寒初起，头痛身热，脉浮大。(《肘后备急方》)

3. 加减白通汤：肉桂 5 克，干姜 6 克、葱白 30 克，上三味，以水三升，煮取一升，去滓，饭后温服，一日两次，每次 200 毫升。有破阴回阳，宣通上下之功，用于手脚冰凉，畏寒怕冷，大便溏泻或下利，脉微沉细者。(《伤寒论》)

4. 栀子豉汤：栀子 10 克，香豉 30 克，以水 400 毫升，先煮栀子，得 250 毫升，加入香豉，煮取 150 毫升，去滓，分为二服，温进一服。能清热除烦，宣发郁热，用于热郁胸膈不寐证。症见身热心烦，虚烦不得眠，或心中懊侬，反复颠倒，或心中窒，

或心中结痛，舌红苔微黄，脉数。(《伤寒论》)

二、穴位按摩推拿

(一) 公孙

通冲脉。在足内侧缘，当第1跖骨基底的前下方，赤白肉际处。健脾益胃，通调经脉，主治胃痛，呕吐，肠鸣，腹痛，泄泻，痢疾，腹胀，食不化，脚气等。

操作方法：左右侧交替按压，一压一放为1次，按压50次；然后改为先顺时针方向、后逆时针方向各按揉此穴5分钟。每日2次。

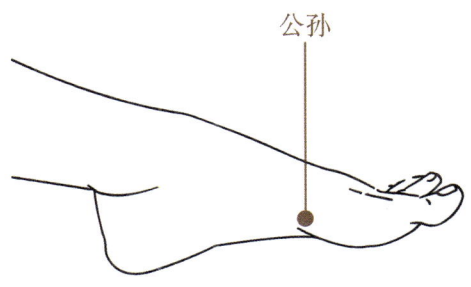

(二) 昆仑

属足太阳膀胱经。经穴。在足部外踝后方，当外踝尖与跟腱之间的凹陷处。安神清热，舒筋活络，主治头痛，目眩，项强，鼻衄，腰痛，脚跟痛，小儿癫痫，难产，胞衣不下，下肢麻痹或瘫痪，及坐骨神经痛，足踝关节及周围软组织疾患等。

操作方法：左右侧交替按压，一压一放为1次，按压50次；然后改为先顺时针方向、后逆时针方向各按揉此穴5分钟。每日2次。

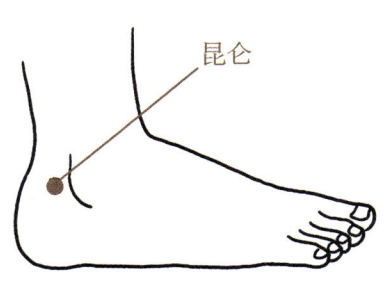

三、其他

1. 散步、慢跑都可增强心肺功能，起到通养效果；太极拳、五禽戏、八段锦、达摩洗髓易筋经，传统的导引、吐纳、按跷效果更佳。

2. 通阳活血浴足汤：桂枝20克，怀牛膝15克，红花5克，蜀椒6克。上药加水3000毫升，煎30分钟后。先熏下肢及足部，待温度合适再泡脚，有温阳散寒，补肝益肾，活血通络之效。

第五节 通窍法

中医"窍"的名称很多，有"九窍""七窍""五窍"等多种观点。由于人体脏腑和"窍"之间关系密切，体内的状态可以通过"窍"表现于外；通过"通窍""开窍"等方法，就可以调节人体状态，起到养生防病治病的效果。

通窍，中医指疏通关窍。明代李时珍《本草纲目·草五·蜀葵》："治带下，目中溜火，和血润燥，通窍，利大小肠。"清代蒲松龄《草木传·灵仙平寇》："我还要苏、藿香通窍开郁"，都提到了具体的通窍药及其功效。中医名方通窍活血汤就是用"通窍"功效命名的。"开窍"与"通窍"相同，表达同样的意思，也指开通人体孔窍。《红楼梦》第五七回："彼时贾母又命将祛邪守灵丹，及开窍通神散各样上方秘制诸药，按方饮服。"

中医临床常将本类药主要用于热病神昏、中风昏厥、癫痫痉厥，以及七情郁结、气血逆乱、蒙闭清窍引起的突然昏迷等危重病证，主要源于开窍药善于走窜，功能通窍、开闭，醒神，临床常用以作为急救之品。

一、推荐方药

通窍、开窍药应用范围广泛，适用于五官九窍各类病症，今择其要者介绍如下。

（一）单味药

1. 通心（脑）窍：用于治疗九窍闭塞、昏迷、昏聩等病症。

（1）麝香：味辛，性温；归心、脾经，能开窍醒神，活血通经，消肿止痛，用于各种原因所致之闭证神昏，无论寒闭、热闭，用之皆效。

（2）牛黄：苦甘，性凉，入心、肝经。能清心化痰，利胆镇惊，用于热病神昏、谵语，癫痫发狂，小儿惊风抽搐，牙疳，喉肿，口舌生疮，痈疽，疔毒。

（3）珍珠：味甘咸，性寒，入心、肝经。能镇心安神，养阴熄风，清热坠痰，去翳明目，解毒生肌用于惊悸，怔忡，癫痫，惊风搐搦，烦热消渴，喉痹口疳，目生翳障，疮疡久不收口。

（4）石菖蒲：味辛，性微温，入肝、脾经。能开窍豁痰，理气活血，散风去湿，化湿开胃，醒神益智，用于脘痞不饥，痰厥，热病神昏，健忘，气闭耳聋，心胸烦闷，胃痛，腹痛，风寒湿痹，痈疽肿毒，跌打损伤。

2. 通鼻窍：开通阻塞之鼻窍，用于鼻塞不通，不闻香臭等病症。

（1）苍耳子：味辛、苦，性温，有小毒，入肺、肝、脾、胃四经。能散风，止痛，祛湿，杀虫，用于鼻塞不通，头痛，鼻渊，齿痛，风寒湿痹，四肢挛痛，疥癣，瘙痒。

（2）辛夷：味辛，性温，归肺、胃经。能发散风寒，通鼻窍，用于风寒感冒，鼻塞不通，鼻渊。

（3）细辛：味辛，性温，有小毒，归心、肺、肾经。能解表散寒，祛风止痛，通窍，温肺化饮，用于风寒感冒，头痛，牙痛，风湿痹痛，鼻渊，肺寒咳嗽。

3. 通耳窍：开通阻塞之耳窍，用于耳鸣耳聋，听力下降等。

(1) 蝉蜕：味甘咸，性凉，入肺、肝经。能散风热，宣肺，定痉。治外感风热，咳嗽音哑，麻疹透发不畅，风疹瘙痒，小儿惊痫，目赤，翳障，疔疮肿毒，破伤风。

(2) 龙胆草：味苦，性寒，归肺、肝经。能清热燥湿，泻肝胆火。用于清热燥湿，泻肝胆火，用于湿热黄疸，阴肿阴痒，带下，湿疹瘙痒，肝火目赤，耳鸣耳聋，胁痛口苦，强中，惊风抽搐。

(3) 骨碎补：味苦，性温，归肾、肝经。能补肾强骨，续伤止痛，用于肾虚腰痛，耳鸣耳聋，牙齿松动，跌扑闪挫，筋骨折伤；外治斑秃，白癜风。

4. 通乳窍：使用具有通乳作用的方药使产妇的排乳过程畅通。

(1) 木通：味甘、淡，性微寒。归肺、胃经。有清热利尿，通气下乳的功效。用于湿热淋证，水肿尿少，乳汁不下。

(2) 漏芦：味苦，性寒，归胃经。能清热解毒，消痈，下乳，舒筋通脉，用于乳痈肿痛，痈疽发背，瘰疬疮毒，乳汁不通，湿痹拘挛。

(3) 王不留行：味苦，性平，归肝、胃经。能活血通经，下乳消肿，利尿通淋，用于经闭，痛经，乳汁不下，乳痈肿痛，淋证涩痛。

5. 固精窍：精窍又称精关，为泄精之窍，内通精室，用于精关不固，早泄、滑精。

(1) 金樱子：味酸、甘、涩，性平，归肾、膀胱、大肠经。能固精缩尿，固崩止带，涩肠止泻，用于遗精滑精，遗尿尿频，崩漏带下，久泻久痢。

(2) 益智仁：味辛，性温，归脾、肾经。能温脾止泻摄涎，暖肾缩尿固精，用于脾胃虚寒，呕吐，泄泻，腹中冷痛，口多唾涎，肾虚遗尿，尿频，遗精，白浊。

(3) 芡实：味甘、涩，性平，归脾、肾经。能益肾固精，补脾止泻，除湿止带，用于遗精滑精，遗尿尿频，脾虚久泻，白浊，带下。

(二) 中成药

1. 通窍活血汤：养血活血，通窍、化瘀通络之功，用于治头发脱落，眼疼白珠红，酒渣鼻，久聋，紫白癜风，牙疳，妇女干血劳，小儿疳证等。

2. 安宫牛黄丸：有清热解毒，豁痰开窍之功。清热解毒，镇惊开窍，用于热病，邪入心包，高热惊厥，神昏谵语；中风昏迷及脑炎、脑膜炎、中毒性脑病、脑出血、败血症见上述症候者。

3. 苍耳子散：通窍表汗，除湿散风；通九窍，散风热，泄肺疏肝，清利头目；升阳通气；主治鼻渊，鼻流浊涕不止，原方用于风邪上攻之鼻渊，临床上急、慢性鼻炎、鼻窦炎及过敏性鼻炎等病。

4. 通乳丹：养血滋液，补血通乳，宣络通乳，专补气血以生乳汁，用于产后气血不足，乳汁点滴皆无；乳房柔软而无胀感。

5. 金锁固精丸：补肾固精且补脾气，交通心肾，固涩止遗，合而用之，既能补肾，又能固精，为标本兼顾之妙方。以其能固精关，秘肾气，专为肾虚精滑者设，故美其名曰"金锁固精丸"。用于肾虚不固，遗精滑泄，神疲乏力，四肢酸软，腰痛耳鸣。

（三）食疗方

1. 丝瓜鲫鱼汤：活鲫鱼 500 克，洗净、背上剖十字花刀。两面略煎后，烹黄酒，加清水、姜、葱等，小火焖炖 20 分钟。丝瓜 200 克，洗净切片，投入鱼汤，旺火煮至汤呈乳白色后加盐，3 分钟后即可，吃肉喝汤，具益气健脾、清热解毒、通调乳汁之功。（经验方）

2. 冬瓜粥：新鲜连皮冬瓜 250 克、大米 100 克。冬瓜洗净切小块，与大米一同入锅，加水适量，煮熟即成。能健脾利湿，对中风病人的康复很有好处。（经验方）

3. 清蒸黄芪鸡：黄芪 30 克、母鸡 1 只。先将鸡宰杀去毛及内脏、头足，入黄芪于鸡腹内，隔水清蒸（也可煮炖），至鸡熟烂即成，加调味食用，吃肉喝汤。本方能补气健脾，增强人体免疫功能，对于气血虚弱者或过敏体质导致的鼻塞、流涕、喷嚏有效。（经验方）

4. 雪羹汤：又名海蜇荸荠汤，用海蜇 100 克、荸荠 150 克，切片共煮汤至熟，加香菜、食盐、味精、香油适量即成。可治疗消化不良、肠胃积滞、面黄消瘦、泄泻等症。（《绛雪园古方选注》）

二、穴位按摩推拿

（一）曲池

曲池是手阳明大肠经的合穴，取穴时，将肘臂弯曲，肘横纹外侧端即是。曲池是整条大肠经中气血最旺盛的穴位，具有非常明显的清泻热邪的作用，按摩此穴可以增加肠道的通畅性，快速有效地缓解腹痛腹胀等症状。

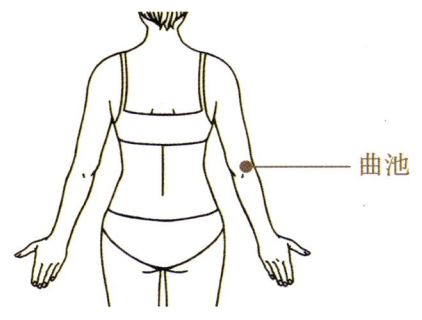

操作方法：可用右手大拇指用力点按左手的曲池，持续按压 2—3 分钟，感到酸痛后即可放松。再交替换手按压。重复 2—3 次。

（二）通里

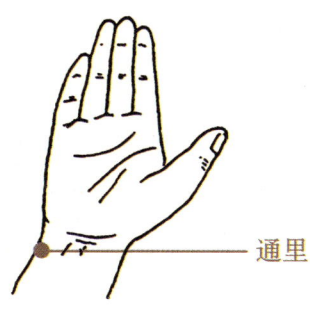

通里属手少阴心经，为本经"络"穴，位于尺侧腕屈肌腱的桡侧缘，腕横纹上 1 寸处。其功能养血安神、熄风开音。主治暴喑、舌强不语、心悸怔忡、头晕、目眩、咽喉肿痛、腕臂痛。

操作方法：可用右手大拇指用力点按左手的通里，持续按压 2—3 分钟，感到酸痛后即可放松。再交替换手按压。重复 2—3 次。

三、其他

1. 各种医疗体育均有益健康。如散步、慢跑、太极拳、五禽戏、八段锦、达摩洗髓易筋经，传统的导引、吐纳、按跷等。

2. 通经活络足浴汤：三棱、郁金各 15 克，红花、川牛膝、川芎各 10 克，泽兰 20 克，醋少许。上药加水 3000 毫升，煎 30 分钟后。先熏下肢及足部，待温度合适再泡脚，有活血祛瘀、通经活络、消积通滞、益气养血之效。

第六节　排除毒素

这里所说的"排"也属于"通"的范畴，主要指排毒。这里所谓的"毒"，和中医药学所说的药物之毒、病因之毒、病机之毒有所不同，通常是指对人体有不良影响的物质，包括宿便在肠道内的残留，长期储留的尿液、痰饮瘀血，人体新陈代谢后所产生的废物，如粪便、二氧化碳、重金属、自由基等，在体内停留日久，都属于需要排出的"毒"的范畴。

著名医学家张从正提出的"陈莝祛而肠胃洁，癥瘕尽而荣卫昌"，是对排毒养生机理的最好说明。这个过程实际上也是新陈代谢、吐故纳新的过程。

一、推荐方药

研究表明，健脾祛湿，行气活血，清热解毒，泻下通便类的药物都具有调整人体脏腑功能，改善人体内环境，化毒、解毒、排毒的作用。

养生理论应用枢要

（一）单味药

1. 山药：味甘，性平，归脾、肺、肾经。补肺益气，健脾补虚，固肾益精，益心安神，强志增智。用于肺虚咳嗽，脾虚气弱，食少便溏，肾虚遗精，尿频，妇女白带过多。

2. 白扁豆：味甘，性微温，归脾、胃经。健脾化湿，和中消暑。用于脾胃虚弱，食欲不振，大便溏稀，白带过多，暑湿吐泻，胸闷腹胀。

3. 赤小豆：味甘、酸，性平，归心、小肠经。健脾利湿，清热，解毒消痈。用于水肿、脚气、湿热泻痢，热毒痈肿。

4. 薏苡仁：味甘、淡，性凉，归脾、胃、肺经。健脾渗湿，补肺清热。用于泻泄、湿痹、水肿、肺痿、淋浊、白带等。

5. 茯苓：味甘、淡，性平，归心、肺、脾、肾经。利水渗湿，健脾宁心。用于水肿尿少，痰饮眩晕，脾虚食少，便溏泻泄，心神不安，惊悸失眠。

6. 绿豆：味甘，性凉，归心、胃经。功效清热解毒，利尿、消暑除烦，止渴健胃，用于高血压、水肿、中暑等，也有一定的解毒作用。

7. 鱼腥草：味辛，性微寒，归肺经。能清热解毒，消痈排脓，利尿通淋，用于肺痈吐脓，痰热喘咳，热痢，热淋，痈肿疮毒。

8. 马齿苋：味酸，性寒，归肝、大肠经。能清热解毒，凉血止血，止痢，用于热毒血痢，痈肿疔疮，湿疹，丹毒，蛇虫咬伤，便血，痔血，崩漏下血。

9. 蒲公英：味甘微苦，性平，归肝、胃经。有清热解毒、消肿散结及催乳作用，对治疗乳腺炎十分有效。无论煎汁口服，还是捣泥外敷，皆有效验。此外，还有利尿、缓泻、退黄疸、利胆等作用。

（二）中成药

1. 防风通圣丸：清热泻火、解毒散结，通里解表之功，故善治外寒内热、表里俱实之证而见上述证候者。

2. 普济消毒饮：清热解毒，疏风散邪，用于恶寒发热，头面红肿焮痛，目不能开，咽喉不利，舌燥口渴，舌红苔白而黄，脉浮数有力。

3. 仙方活命饮：清热解毒，消肿溃坚，活血止痛之功，用于疮疡肿毒、痈疽等。

（三）食疗方

1. 薏苡仁粥：薏苡仁为末，同粳米煮粥，日日服之，用于久风湿痹，补正气，利肠胃，消水肿，除胸中邪气，筋脉拘挛，也可用于老年人脾虚泻下，食少。（经验方）

2. 赤小豆鲤鱼汤：赤小豆 60 克，鲤鱼 1 条，共同水煮 1 小时，不放盐，吃肉喝汤，治疗肾炎水肿，脚气水肿。（经验方）

3. 两花茶：金银花 30 克、菊花 30 克、白糖适量，加水煎沸 5 分钟，或沸水冲泡，加糖代茶饮。有清热解毒，疏风明目之功。（经验方）

二、穴位按摩推拿

（一）水分

水分穴在前正中线，脐上 1 寸，具有分清浊、利水道，化痰祛湿、通调水道的作用。按摩此穴可以缓解由于体内痰饮水湿过多而引发的胸闷、痰多、面色淡黄而暗、眼皮微浮肿、肢体困倦等诸多症状，帮助调节体内的水液运行，减少水液潴留。

操作方法：可使用左掌或右掌的大鱼际根部，来回施以顺时针揉法 100 次，令该部位有热感即可。

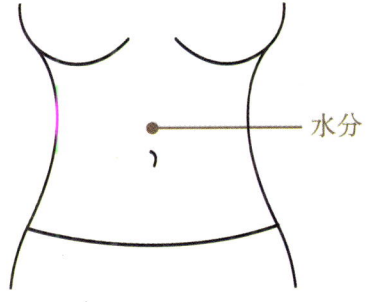

注意手下与皮肤之间不要出现摩擦,即手掌始终紧贴着皮肤,带着皮下的脂肪、肌肉等组织做小范围的环旋运动。

(二) 太冲

太冲属足厥阴肝经,为肝经"原"穴"输"穴,位于足背,第1、第2跖骨间,跖骨结合部前方凹陷中,或触及动脉波动处。有平肝镇惊、泄热理血之功,主治头痛、眩晕、目赤、肿痛、胁痛、遗尿、疝气、崩漏、月经不调、癫痫、小儿惊风、下肢痿痹。

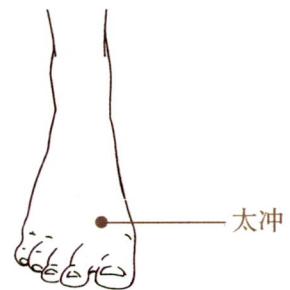

操作方法：以轻柔力度划圆揉按此穴约 10—15 分钟,局部应感到酸痛、热感为佳。可双侧同时按压。

三、其他

1. 各种医疗体育均有益健康。如散步、慢跑,太极拳、五禽戏、八段锦、达摩洗髓易筋经,传统的导引、吐纳、按跷等。

2. 拍打足少阳胆经,保持阳气正常生发、气血通畅。方法：可平坐亦可站立,手握空拳,自臀部环跳穴开始,沿大腿外侧从上往下敲打至外脚踝上方为一次,每天敲左右大腿各 100 次。力度要适中,可随时随地进行操作,不必拘泥。

3. 排毒解毒足浴：苦参 30 克,大黄、黄连、黄柏、黄芩、红花、白术各 10 克,上药加水 3000 毫升,煎 30 分钟后,加白酒 20 毫升。先熏下肢及足部,待温度合适再泡脚,有清热利湿,凉血解毒,益气敛阴之效。

第二章 调法

中医"八法"没有"调法","调法"属于"和法"范畴。鉴于上篇"养生四大支柱"中,从养生思想与理念角度对"和"进行了介绍,而本章主要是讲述具体养生方法的,为避免重复,明确其各自的范围,故用"调法"。补偏救弊,调整阴阳,扶正祛邪,其根本都是在"谨察阴阳所在而调之,以平为期",这是中医养生治病的根本,也是最高的治疗原则。

疾病的发生就是阴阳之间的相对平衡遭到破坏出现的偏盛偏衰。各种养生方法,都是为了防止人体阴阳出现偏盛偏衰。因此,调整阴阳的偏盛偏衰,恢复阴阳的相对平衡是中医学的基本治则,也是中医养生治疗的根本目标。无论采取什么样的方法,都以调整阴阳为宗旨,以平为期为目的,恢复生命的恒常运动为根本。

具体而言,有针对阴阳偏盛,损其有余,折其偏盛,以平为期,使阴阳恢复平衡。阳偏盛者治之以寒药,阴偏盛者治之以热药的"亢者平之";有针对阴阳偏衰及阴阳互损的"损则益之";有针对阴阳格拒的"顺接阴阳";有针对阴阳亡失的"回阳救逆"等。

由于阴阳失调还可根据其所在部位细分为更具体的内容,所以,具体到养生治疗的"调法",这里只对调脾胃、调肝脾、调胆胃、调肠胃进行介绍。

> 养生理论应用枢要

第一节　调脾胃

脾与胃为表里关系，胃主受纳，脾主运化。《素问·太阴阳明论篇》指出："脾与胃以膜相连耳""脾为胃行其津液"，共同完成食物的消化、吸收及其精微的输布，从而滋养全身，故称脾胃为"后天之本"。

脾主升，胃主降，相反相成。脾气升，则水谷之精微得以输布；胃气降，则水谷及其糟粕才得以下行，故《临证指南医案》说："脾宜升则健，胃宜降则和"。胃属燥，脾属湿，胃喜润恶燥，脾喜燥恶湿，两脏燥湿相济，阴阳相合，方能完成饮食物的传化过程。故《临证指南医案》又说："太阴湿土（脾）得阳始运，阳明燥土（胃）得阴自安"。

脾胃在生理上相互关联，在病理上相互影响。如脾为湿困，运化失职，清气不升，即可影响胃的受纳与和降，可出现食少、呕吐、恶心、脘腹胀满等症。反之，若饮食失节，食滞胃脘，胃湿合降，亦可影响机体的升清与运化，可出现腹胀、腹泻等症。脾胃为"仓廪之官"，胃主受纳水谷，脾司运化升清。胃虚失降，则不能容受，脾虚失升，则不能运化。

一、推荐方药

运用具有调脾和胃作用的药物，以恢复脾胃功能，用于饮食不消，脘腹痞胀，大便溏薄，日久不愈者，可见面色萎白，形体虚羸，胸脘不宽等症状。调和脾胃之法，可使脾胃功能恢复；调和脾胃法常与消法合用。

(一) 单味药

1. 党参：味甘，性平，归脾、肺经。能补中益气、止渴、健脾益肺，养血生津。用于脾肺气虚，食少倦怠，咳嗽虚喘，气血不足，面色萎黄，心悸气短，津伤口渴，内热消渴。

2. 白术：味苦、甘，性温，归脾、胃经。能健脾益气，燥湿利水，止汗，安胎。主治脾气虚弱，神疲乏力，食少腹胀，大便溏薄，水饮内停，小便不利，水肿，痰饮眩晕，湿痹酸痛，气虚自汗，胎动不安。

3. 茯苓：味甘、淡，性平，归心、肺、脾、肾经。利水渗湿，健脾，宁心。用于水肿尿少，痰饮眩悸，脾虚食少，便溏泄泻，心神不安，惊悸失眠。

4. 山药：味甘，性平，归肺、脾、肾经。健脾，补肺，固肾，益精。治脾虚泄泻，久痢，虚劳咳嗽，消渴，遗精，带下，小便频数。补脾养胃，生津益肺，补肾涩精。用于脾虚食少、久泻不止、肺虚喘咳、肾虚遗精、带下、尿频、虚热消渴。

(二) 中成药

1. 补中益气丸：补中益气、调补脾胃，升阳举陷，用于脾胃虚弱、中气下陷。症见食少腹胀、体倦乏力、动辄气喘、身热有汗、头痛恶寒、久泻、脱肛、子宫脱垂等症。还常用于素日少气乏力、饮食无味、舌淡苔白、脉虚者；脾胃气虚、身热多汗或素体气虚、久热不愈，以及气虚外感、身热不退者，亦可酌情使用；慢性胃炎、营养不良、贫血、慢性肝炎、慢性腹泻、慢性痢疾。

2. 香砂六君丸：益气健脾，和胃。用于脾虚气滞，消化不良，嗳气食少，脘腹胀满，大便溏泄。

3. 参苓白术散：补脾胃，益肺气。用于脾胃虚弱，食少便溏，气短咳嗽，肢倦乏力。

4. 枳实消痞丸：具有消痞除满，健脾和胃之功效。主治脾虚气滞，寒热互结证。心下痞满，不欲饮食，倦怠乏力，大便不畅，苔腻而微黄，脉弦。临床常用于治疗慢性胃炎、慢性支气管炎、胃肠神经症等属脾虚气滞，寒热互结者。

（三）食疗方

1. 八宝粥：大枣、莲子、葡萄干、栗子、胡桃仁、松子、花生、赤小豆、瓜子、银杏、绿豆、粳米、粟米、红糖、白糖等，可选择6—8种煮粥。用于补气养血，滋阴壮阳。（经验方）

2. 清蒸黄芪鸡：黄芪30克、子母鸡1只。先将鸡宰杀去毛及内脏、头足，入黄芪于鸡腹内，隔水清蒸（也可煮炖），至鸡熟烂即成。也可将黄芪易人参或参芪同用。加调味食。（经验方）

3. 补脾益胃粥：取炙黄芪100克、党参10克、粳米100克、饴糖10克。将黄芪、党参用清水浸泡30分钟后，煎煮取汁。粳米洗净煮粥，待粥将成时加入备好的煎煮液，稍煮片刻后，加入饴糖调味即可。能补脾胃，扶正气，补虚损，用于身体虚弱乏力，不思饮食，脾虚便溏，或久病体虚者。（经验方）

4. 阿胶山药粥：阿胶10克，山药50克，大米粉30克，精盐1克。将阿胶捣碎，山药去皮切丁，同大米粉放锅中加水500克煮至熟，加入精盐调味。温服，可常年服用。有补脾肺、滋阴润肺的作用，适用于脾肺虚弱之人食用。（经验方）

二、穴位按摩推拿

（一）气海

气海穴是任脉的穴位，在下腹部，前正中线上，当脐中下两横指（食指、中指两指，约1.5寸），为人体"元气汇聚之海"，人的元气发源于肾，藏于丹田，周流全身，以推动五脏六腑的功能活动。按摩气海穴可补充元气，生发脾胃之气，补益心肾之气，改善由气虚而引起的神疲乏力、少气懒言、易疲劳、头晕目眩、自汗等症状。

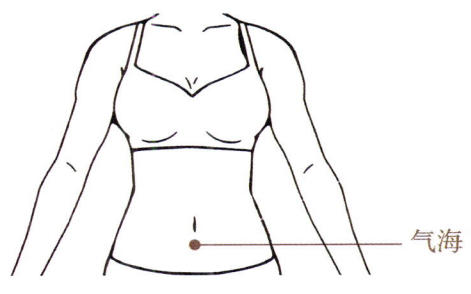

操作方法：点穴按压200次，顺时针、逆时针各转200次；也可用艾灸温灸。

（二）中脘

中脘为任脉的穴位，在脐上4寸（食指、中指、无名指三横指为2寸）。也就是在脐中央和心窝处（剑突下）连线的中点，经常按揉此穴，可以增强脾胃消化吸收能力，温煦内脏，增加脏腑之气的流通，缓解因气虚所导致的不适症状。

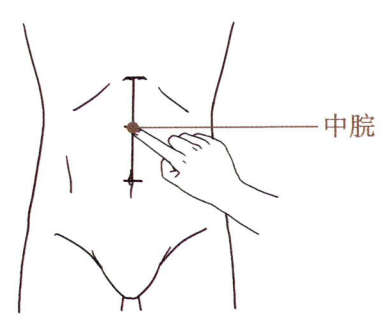

操作方法：可使用手掌根部，顺时针按揉100次，令该部位有热感即可。注意手下与皮肤之间不要出现摩擦，即手掌始终紧贴着皮肤，带着皮下的脂肪、肌肉等组织做小范围的环旋运动。饭后半小时做最好，力度不可过大。

三、其他

1. 气功、导引吐纳、太极拳、散步、慢跑等都有助于调理脾胃功能。或者根据自身情况自我合理选择适宜的医疗体育运动。

2. 踏步疗法：立正站好，原地踏步，高抬脚，深呼吸，逐渐增加运动量。可锻炼下肢肌肉，增强身体协调性，有助于调理脾胃，增强食欲的恢复。

3. 健胃消食浴足汤：黄芪 20 克，白术 15 克，炙甘草 10 克，加水 3000 毫升，煎 30 分钟后。先熏下肢及足部，待温度合适再泡脚，有健脾益气、消积通滞之效。

第二节　调肝脾

肝脾关系主要表现在消化功能和血液运行两个方面。肝通过疏泄功能，疏泄胆汁，促进消化，调节体内的气机升降，促进脾运化水谷的功能。脾运化水谷精微，为肝维持正常的生理功能，保证疏泄正常，疏泄胆汁。肝和脾密切合作，体现为疏泄和运化，"脾土得肝木而达"，讲的就是这个道理。

在血液运行方面，肝主藏血，贮存血液，调节血量，为血液运行提供充足的血液；脾主统血，通过脾气统摄血液，使血液循行于脉内。肝脾失调，就会表现为血液循行障碍。

若情志抑郁、肝脾失调，证见两胁作痛，寒热往来。头痛目眩，口燥咽干，神疲食少，月经不调，乳房作胀，脉弦而细者，宜疏肝解郁、健脾和营；阳气内郁，而致手足厥逆，或脘腹疼痛，或泻痢下重者，宜疏肝理脾、和解表里；肝木乘脾，证见肠鸣腹痛，痛则泄泻，脉弦而缓者，宜调和肝脾。

一、推荐方药

运用具有调和肝脾的药物，以调理肝气犯脾，肝脾不和，恢复肝脾功能，用于胸胁胀满、胁肋疼痛、腹痛泄泻、月经不调、性情急躁、食欲不振，舌苔薄白，脉弦细等。

（一）单味药

1. 柴胡： 味辛、苦，性微寒。归肝、胆、肺经。和解表里，疏肝解郁，升阳举陷，退热截疟。用于感冒发热，寒热往来，胸胁胀痛，月经不调，子宫脱垂，脱肛。

2. 白芍： 味苦、酸，性微寒。归肝、脾经。养血调经，敛阴止汗，柔肝止痛，平抑肝阳。用于血虚萎黄，月经不调，自汗，盗汗，胁痛，腹痛，四肢挛痛，头痛眩晕。

3. 枳壳： 味苦、辛、酸，性微寒。归脾、胃经。理气宽中，行滞消胀。用于胸胁气滞，胀满疼痛，食积不化，痰饮内停，脏器下垂。

4. 香附： 味辛、微苦、微甘，性平。归肝、脾、三焦经。疏肝解郁，理气宽中，调经止痛。用于肝郁气滞，胸胁胀痛，疝气疼痛，乳房胀痛，脾胃气滞，脘腹痞闷，胀满疼痛，月经不调，经闭痛经。

（二）中成药

1. 四逆散： 具有调和肝脾、透邪解郁、疏肝理脾之功效。主治阳郁厥逆证。手足不温，或腹痛，或泄利下重，脉弦；肝脾气郁证，胁肋胀闷，脘腹疼痛，脉弦。临床常用于治疗慢性肝炎、胆囊炎、胆石症、胆道蛔虫症、肋间神经痛、胃溃疡、胃炎等属肝胆气郁，肝胃不和者。

2. 逍遥散： 具有调和肝脾、疏肝解郁、养血健脾之功效。主治肝郁血虚脾弱证。两胁作痛，头痛目眩，口燥咽干，神疲食少，或月经不调，乳房胀痛，脉弦而虚者。临床常用于治疗慢性肝炎、肝硬化、胆石症、胃及十二指肠溃疡、慢性胃炎、胃肠神经官能症、经前期紧张症、乳腺小叶增生等属肝郁血虚脾弱者。

3. 柴胡疏肝散： 具有疏肝理气、活血止痛之功效。主治肝气郁滞证。胁肋疼痛，胸闷善太息，情志抑郁易怒，或嗳气，脘腹胀满，脉弦。临床常用于治疗慢性肝炎、慢性胃炎、肋间神经痛等属肝郁气滞者。

4. 舒肝丸：具有舒肝和胃、理气止痛之功效。主治肝郁气滞，胸肋胀满，胃脘疼痛，嘈杂呕吐，嗳气泛酸。

（三）食疗方

1. 茉莉花茶：茉莉花5克、代代花3克、绿茶3克，沸水冲，代茶饮，口渴即饮用，适量，加清水一碗半，煎至一碗，去渣饮用，能理气止痛，辟秽开郁，对肝脾不和、湿阻中焦，胸膈不舒，头晕头痛的调理有一定效果。（经验方）

2. 佛香梨：佛手5克、制香附5克、香梨2个。将佛手、香附研末备用；梨去皮，切开剜空，各放入一半药末，封口盖住，上锅蒸10分钟，即可食用。有理气解郁、疏肝健脾、生津润燥之功，用于心情不舒畅、善太息、口干咽燥者。（经验方）

3. 百合香橼浆：鲜香橼2个，鲜百合50克。将百合、香橼切碎，放入打汁机中打汁，倒入碗中，加入蜂蜜10克，隔水蒸炖10分钟，待百合香橼熟后，待温食用。有疏肝解郁、养肝宁心之功，对肝郁气滞、肝肺阴虚、胁肋不适者有调理作用。（经验方）

4. 五子炖鸡：大枣、松子、枸杞子、胡桃仁、栗子各20克，老母鸡1只，将母鸡洗净切块，和上述物品共置锅内，加各种调料适量，小火炖汤，待熟，吃肉喝汤。能益气血、助阴阳、调肝脾，对肝脾两虚、疲劳乏力、消化不良者有一定调理作用。（经验方）

二、穴位按摩推拿

（一）膻中

膻中穴是心包经穴，男性膻中穴在两乳头之间中点，女性乳头位置不确定，可由锁骨向下数第三条肋骨下间隙，与前胸正中汇合处；即平第四肋间，当前正中线上。

也是宗气的聚集之处。具有益气宽胸、活血通脉的作用，被称作是人体的"上气海"。经常按揉此穴，能够宽胸理气，缓解胸闷、气胀、疼痛发酸的症状。

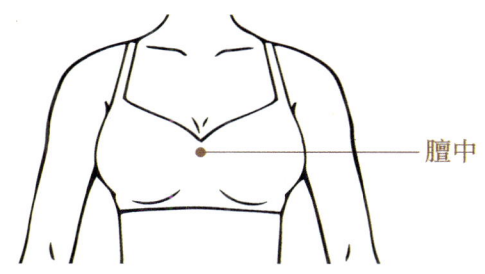

操作方法：取正坐或仰卧的姿势，掌根紧贴膻中穴，顺时针按揉3—5分钟，力量不宜过大，以局部发热为佳。

（二）天枢

天枢是胃经中的大肠募穴，位于人体中腹部，肚脐向左右三指宽处。本穴经气强盛，与大肠相近，能够使胃肠胸腹之间的气机上下沟通，促进食物消化和新陈代谢，疏导胸腹乃至全身之气，改善气郁而引发的各种症状。

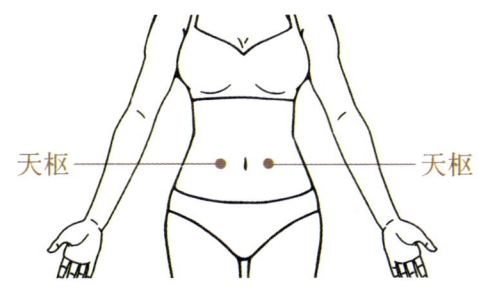

操作方法：先将双手相互搓热，再把手掌左上右下叠放于肚脐上，用右手以顺时针方向稍用力按揉150次；再以逆时针方向稍用力按揉150次。

（三）手少阴心经拍打法

可平坐亦可站立，先用右手拇指用力按压左侧腋窝（极泉穴）若干下，再沿上臂内侧尺端向下提捏，过肘关节继续向下直至手腕内侧小鱼际附近，最后揉捏小鱼际，如此重复50次，然后换左手提捏右臂。每天早晚各做一组。温煦内脏，并将夏季火气从心经疏散，使人血脉通畅而神气清爽，不至于外热内寒，经脉阻滞而致疾。

三、其他

1. 打坐、站桩、导引、吐纳、太极拳、散步、慢跑等都有好处；或者根据自身情况，自我合理选择适宜的医疗体育运动。

2. 背部拔罐：利用燃火、抽气等方法产生负压，使之吸附于体表，以达到通经活络、行气活血、祛风散寒等作用，隔日1次，每次10分钟，可使气血顺畅，肝胃调和，心情舒畅，消化吸收能力增强，养生防病，强身健体。

第三节　调胆胃

胆居六腑之首，又为奇恒之腑。胆的生理功能主要是贮藏排泄胆汁和主决断，胆气主升；胃是机体对饮食物进行消化吸收的重要脏器，有"太仓""水谷之海"之称。胃的主要生理功能是受纳、腐熟水谷，生理特性是主通降、喜润恶燥。

胆汁由肝分泌而贮藏于胆，经浓缩再由胆排泄于小肠，有助于饮食物的消化，是脾胃消化吸收功能得以正常进行的重要条件。胆汁的生成和排泄受肝主疏泄功能的控制和调节，是肝主疏泄功能的具体体现。胃主受纳，饮食物进入胃后，依赖胃的腐熟作用，将水谷消磨成食糜，在脾的运化功能作用下，化为精微，以生气血津液，供养全身。胃受纳水谷功能的强弱，可以通过食欲和饮食多少反映出来。

胆在精神意识思维活动中，具有判断事物、做出决定的作用。胆的这一功能对于防御和消除某些精神刺激的不良影响，以维持精气血津液的正常运行和代谢，确保脏腑之间的协调关系，有着重要的作用。

胆胃同病多以口苦或呕苦、咽干为主要临床表现。胆胃同治就是要利胆和胃，佐以清热消导，以调和胆胃，用于胆气犯胃，胃失和降。

一、推荐方药

应用具有疏肝利胆,健脾和胃的药物,调和胆胃,恢复胆升胃降生理功能,用于胆胃失和,证见胸胁胀满,恶心呕吐,心下痞满,时或发热,心烦少寐,或寒热如疟,寒轻热重,口苦吐酸,舌红苔白,脉弦而数者。

(一) 单味药

1. 吴茱萸:归肝、脾、胃、肾经。有散寒止痛,降逆止呕,助阳止泻的功效。用于厥阴头痛,寒疝腹痛,寒湿脚气,经行腹痛,脘腹胀痛,呕吐吞酸,五更泄泻。

2. 升麻:味辛、甘,性微寒。归肺、脾、大肠、胃经。发表透疹,清热解毒,升阳举陷。时气疫疠,头痛寒热,喉痛,口疮,斑疹不透;中气下陷,久泻久痢,脱肛,妇女崩带,子宫下坠;痈肿疮毒。

3. 竹茹:味甘,性微寒。归肺、胃、心、胆经。清热化痰,除烦止呕。用于痰热咳嗽,胆火挟痰,惊悸不宁,心烦失眠,中风痰迷,舌强不语,胃热呕吐,妊娠恶阻,胎动不安。

4. 甘松:味辛、甘,性温。归脾、胃经。理气止痛,开郁醒脾,外用祛湿消肿。用于脘腹胀满,食欲不振,呕吐;外用治牙痛,脚气肿毒。

(二) 中成药

1. 左金丸:具有泻肝火、行湿、开痞结之功效,用于肝火犯胃证,症见胁肋疼痛,嘈杂吞酸,呕吐口苦,舌红苔黄,脉弦数。

2. 大柴胡汤:和解少阳,内泄热结。少阳阳明合病。往来寒热,胸胁苦满,心下满痛,呕吐,便秘,苔黄,脉弦数有力。

3. 温胆汤：具有理气化痰、和胃利胆之功效。主治胆郁痰扰证。胆怯易惊，头眩心悸，心烦不眠，夜多异梦；或呕恶呃逆，眩晕，癫痫。苔白腻，脉弦滑。临床常用于治疗神经官能症、急慢性胃炎、消化性溃疡、慢性支气管炎、梅尼埃病、更年期综合征、癫痫等属胆郁痰扰者。

4. 蒿芩清胆汤：具有和解少阳、清胆利湿、和胃化痰之功效。主治少阳湿热证。寒热如疟，寒轻热重，口苦膈闷，吐酸苦水，或呕黄涎而黏，甚则干呕呃逆，胸胁胀疼，小便黄少，舌红苔白腻，间见杂色，脉数而右滑左弦者。临床常用于治疗流行性感冒、急性胃炎、急性胆囊炎等。

（三）食疗方

1. 黄芪鳝鱼汤：取黄芪15克，竹茹30克，黄连3克，鳝鱼250克。将食材清洗干净后，一起放入锅中煲煮成汤，加调料调味即可。能益气健脾、疏肝利胆、补虚清热，用于痰火扰心、心神不安、夜寐不佳者。（经验方）

2. 芡实菱粉粥：芡实30克，菱角200克，小米50克，将菱角去壳，取出菱肉，捣碎，研磨成湿菱粉糊待用。将小米、芡实淘洗干净，放入砂锅，加水适量，大火煮沸后，改用小火煨煮30分钟，调入湿菱粉糊，继续煨煮15分钟，再煮至沸即成。用法：早晚分食。有健脾益肾、补气和胃之功效，用于胆胃有热、胃纳欠佳、消化不良、贫血等。（经验方）

3. 东坡羹：取大头菜、萝卜各200克，清洗干净后，切成小块，用清水煮至烂熟，加调料调味即可，经常食用，有利湿化痰、健脾开胃、清热除烦之功效，用于口中异味、呕恶吞酸、大便臭秽者的调理。（经验方）

4. 青竹茹饮：青竹茹600克，蜂蜜20克。将青竹茹切碎，置于砂锅中，加水1000毫升，用文火加热微沸10分钟，滤去药渣，调入蜂蜜，密封备用。每日分3次服用，早、中、晚各服1次，每次50毫升，有清热化痰、除烦止呕之功效，适用于痰热扰心、

胃脘嘈杂、虚烦不眠等症。（经验方）

二、穴位按摩推拿

（一）阳陵泉

阳陵泉属足少阳胆经，为本经"合"穴，穴在下肢外侧腓骨小头前凹处，其功能有清肝利胆、舒筋活络。主治半身不遂、下肢痿痹、膝肿痛、麻木、脚气、胆腑病、口苦、呕吐、黄疸、破伤风等。

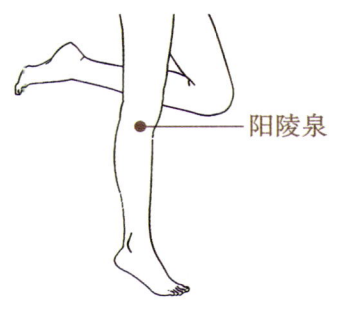

操作方法：以两手大拇指同时点压此穴，自觉局部有酸、麻、胀感觉时，以顺时针方向按摩，坚持每分钟按摩 80 下，每次按摩 5—10 分钟，每日按摩 2—3 次。

（二）阴陵泉

阴陵泉是足太阴脾经的穴，位于人体的小腿内侧，膝下胫骨内侧凹陷中，与阳陵泉相对。是整条脾经中气血最旺盛的穴位。肝胆失调，胆胃不和，影响消化吸收，导致血液生成不足而不能及时濡养全身各处，从而影响其阳气生发。而阴陵泉健脾养血，疏肝利胆，有助于肝胆之气的升发，促进血液的生化和流通，对于胆胃不和引起的头晕眼花、心慌失眠、手足发麻、两目干涩等症状有调节作用。

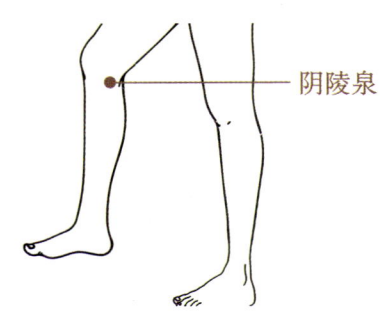

操作方法：将左脚架于右腿上，用右手的拇指或

中指指端用力按压左侧阴陵泉，一压一放为 1 下，按压 50 下。然后换左手，用同样方法按压右侧穴位 50 下。每日 2—3 次。

三、其他

1. 气功、导引吐纳、太极拳、散步、慢跑等都有助于调理脾胃功能。或者根据自身情况自我合理选择适宜的医疗体育运动。

2. 摩腹法：主要是对腹部进行有规律的特定按摩，既可健脾助运而直接防治脾胃诸疾，又可培植元气，使气血生化机能旺盛，而起到防治全身疾患的作用。主要用以防治脾运不健、消化不良水谷积滞、腹胀中满等疾病。对慢性胃炎、胃黏膜脱垂、胃下垂、胃肠神经官能症、肠功能紊乱、慢性结肠炎、习惯性便秘等也有良效。坐或卧式，闭目内视腹部，自然呼吸。双手叠掌置脐下腹部，以脐为中心，两手绕脐，由小至大，顺时针、逆时针方向旋转，每次 6—10 分钟，每日 1—2 次。摩腹毕，可起身散步片刻。

第四节　调肠胃

肠胃一般指消化系统的胃和小肠、大肠部分。而胃和小肠是营养吸收的核心。人体需要的营养几乎都需要经过肠胃。肠胃成为消化最重要的器官。若饮食不节，食积停滞，壅塞气机，损伤脾胃，食物不消化，食滞胃脘，就会导致脘腹痞满胀痛，嗳腐吞酸，恶食呕逆，或大便泄泻，舌苔厚腻，脉滑等；日久不消，邪在胃肠，致寒热失调，腹痛欲呕，心下痞鞕，治宜调和肠胃，平调寒热，和胃降逆。

一、推荐方药

应用具有消积导滞,健胃消食,理气除胀作用的食药同源方药,以调和肠胃,平调寒热,和胃降逆。

(一) 单味药

1. 山楂:味酸、甘,性微温。归脾、胃、肝经。消食健胃,行气散瘀,化浊降脂。用于肉食积滞,胃脘胀满,泻痢腹痛,瘀血经闭,产后瘀阻,心腹刺痛,胸痹心痛,疝气疼痛,高脂血症。焦山楂消食导滞作用增强。用于肉食积滞,泻痢不爽。

2. 神曲:味甘、辛,性温。归脾、胃经。健脾和胃,消食化积。用于饮食停滞,消化不良,脘腹胀满,食欲不振,呕吐泻痢。

3. 槟榔:味苦、辛,性温,归胃、大肠经。能驱虫,消积,下气,行水,截疟。主虫积,食滞,脘腹胀痛,泻痢后重,脚气,水肿,疟疾。

4. 莱菔子:味辛、甘,性平。归肺、脾、胃经。消食除胀,降气化痰。用于饮食停滞,脘腹胀痛,大便秘结,积滞泻痢,痰壅喘咳。

(二) 中成药

1. 保和丸:消食和胃,消食导滞,理气和胃,用于食积停滞,脘腹胀满,嗳腐吞酸,不欲饮食。

2. 枳术丸:具有健脾消食,行气化湿之功效。主治脾胃虚弱,食少不化,脘腹痞满。

3. 小儿化食丸:具有消食化滞,泻火通便之功效。主治食滞化热所致的积滞。症见厌食、烦躁、恶心呕吐、口渴、脘腹胀满、大便干燥。

4. 木香槟榔丸:具有行气导滞,攻积泄热之功效。主治积滞内停,湿蕴生热证。

脘腹痞满胀痛、赤白痢疾、里急后重，或大便秘结，舌苔黄腻，脉沉实者。临床常用于治疗急性细菌性痢疾、急慢性胆囊炎、急性胃肠炎、胃结石、消化不良、肠梗阻等属湿热食积内阻肠胃者。

（三）食疗方

1. 白杨梅酒：《本草纲目》记载："杨梅可止渴、和五脏、能涤肠胃、除烦愦恶气。"用60度白酒500毫升，杨梅200克，浸泡一周，每次30毫升，每日一次，有舒气爽神，消暑解腻之功；有肠胃疾病的人，可每日晚餐时饮用杨梅酒50毫升进行肠胃调理，有生津止渴、健脾开胃之功效。（经验方）

2. 茯苓饼：茯苓粉、米粉各100克，将以上两种粉加蜂蜜30克，水适量，调成糊状，用文火在平底锅内烙成薄饼，空腹食用，可和胃润肠，健脾，用于不思饮食，脘腹胀满，或食积便秘。（经验方）

3. 山楂香橙露：山楂肉30克、香橙2枚、荸荠20克、芡实粉100克、蜂蜜10克。将山楂肉加水200毫升，在砂锅内煮后，用纱布隔渣，留汁备用；香橙捣烂，用纱布滤取橙汁；荸荠取汁。三汁调匀，煮沸，加入蜂蜜，待溶化后，加入芡实粉，用开水打芡成糊状即成。经常食用，对调理肠胃功能，开胃消食有很好的疗效。（经验方）

4. 薏米杏仁粥：薏米30克、杏仁10克、冰糖少许。先将薏米入锅，加适量水，置武火上烧沸，再用文火熬煮至半熟，放入杏仁，继用文火熬熟，加入冰糖即成。经常食用，能宣肺润肠，健脾开胃，对身体超重，痰多苔腻，肠胃不和者有调理作用。（经验方）

二、穴位按摩推拿

(一) 足三里

足三里是足阳明胃经穴位,将膝关节屈膝,可以摸到胫骨外侧有一个明显的凹陷,将除拇指外的其余四指并拢,在凹陷往下大概四横指的位置,胫骨外侧边缘约一中指宽的地方就是足三里穴。"肚腹三里留",本穴对肠胃不和有调理作用,还能强身健体,防病治病,延年益寿,被称为"长寿穴"。

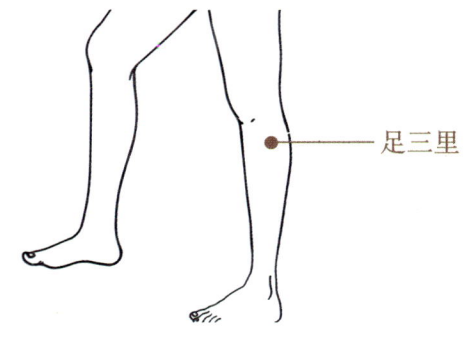

操作方法:找准足三里位置后,可用拇指端顺时针或逆时针按揉,亦可手握空拳,轻轻敲打该穴,轻重以自觉酸胀为度,次数不计,闲暇时都可操作。

(二) 丰隆

丰隆穴是足阳明胃经的络穴,在外踝尖前缘和外膝眼作一连线,在此连线中点处即为本穴,络穴有联络、散布之意,具有输送营卫气血以渗灌濡养周身组织,畅通气血,增强脾胃运化痰湿的能力,从而尽快化解体内潴留的痰湿,对痰湿困阻,清阳不升有调节作用。

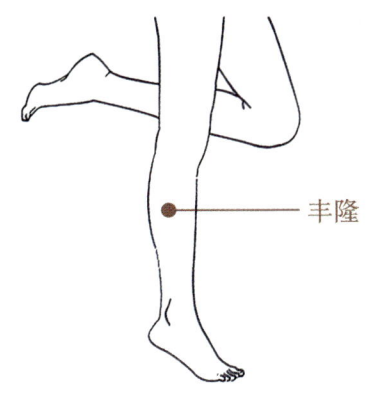

操作方法:取坐位,左右手可同时握拳敲打两侧丰隆穴约 50—60 下,令局部有酸、痛、热感为佳。每日一到二次。

三、其他

（一）散步

在晨间时散步，可以呼吸大自然一夜之后更换的新鲜空气、释放的负离子，同时有利于机体新陈代谢和吐故纳新，是一种简便易行而实用性很强的锻炼方法，对调和肠胃，帮助食物的消化吸收有好处。散步的路程多少、时间长短要根据各自身体情况而定。

（二）慢跑

慢跑简单易行，健身效果显著。在跑步之后，还会感到轻松愉快，精力旺盛。坚持跑步，不但能控制脑力劳动者的体重，使他们不致过度发胖，而且还可以消除长时间用脑所带来的疲劳，增强身体素质，还有助于消化吸收。

（三）芳香疗法

中国古代有"合欢蠲忿，萱草忘忧"的记载，因此可在居室中布置些合欢花、萱草等，或者用两种香型的空气清新剂。也可选择桂皮、干丁香花等中药做枕头，辅助调理。

第三章 补法

补法通常是针对虚证而设，是"虚则补之"的具体体现，属于中医"扶正"的范畴。扶正祛邪是中医养生治疗的两大武器。疾病过程中，邪正双方的盛衰决定着证候的虚实和预后转归。扶正祛邪就是依据人体正邪盛衰而确立的治则，也是中医临床的重要治疗方法。

补法是补养人体某一脏腑或几个脏腑的气、血、阴、阳虚衰的治疗方法，通过药物的补益作用，使人体脏腑、气血之间的失调归于平衡。若正气虚弱，不能祛邪时，借助补法扶助正气，或配合其他治法，达到扶正祛邪的目的。常用补法有补气、补血、补阴、补阳。

临床应用"补法"必须扶正祛邪兼顾，就养生而言，本章主要论述单纯的补气补血、补阴补阳等补法。

第一节 补气

补气又称"益气"，针对气虚证。气虚为虚证中常见的证候，但有五脏偏重之不同，故补气亦有补心气、补脾气、补肺气、补肾气等不同。

一、推荐方药

补气药，又称益气药，就是能治疗气虚病症的药物。具有补肺气、益脾气的功效，适用于肺气虚及脾气虚等病症。

（一）单味药

1. 人参：味甘、微苦，性微温。归脾、肺、心、肾经。大补元气，复脉固脱，补脾益肺，生津养血，安神益智。用于气虚欲脱，肢冷脉微；脾气虚弱，食少便溏、脏器下垂；肺气虚弱，咳嗽无力，短气喘促，声低懒言，自汗脉弱；心气不足，失眠多梦、心悸怔忡；气虚津伤，倦怠口渴、内热消渴；气血两虚，头晕眼花，面色萎黄，久病虚羸。

2. 西洋参：味甘、微苦，性凉。归心、肺、肾经。补气养阴，清热生津。用于气虚阴亏，虚热烦倦；咳喘痰血；内热消渴，口燥咽干，烦渴短气。

3. 黄芪：味甘，性微温。归肺、脾经。补气升阳，固表止汗，利水消肿，生津养血，行滞通痹，托毒排脓，敛疮生肌。用于气虚乏力，食少便溏，中气下陷，久泻脱肛，便血崩漏；肺气虚弱，咳嗽气短，表虚自汗；气虚水肿；内热消渴；血虚萎黄，气血两虚；气虚血滞，半身不遂，痹痛麻木；气血亏虚，痈疽难溃，久溃不敛。

4. 山药：味甘，性平。归脾、肺、肾经。益气养阴，补肺脾肾，涩精止带。用于脾胃虚弱，倦怠食少，腹泻便溏；肺虚咳喘；肾虚不固，遗精，尿频，带下；气阴两虚，虚热消渴。

5. 大枣：味甘，性温。归脾、胃、心经。补中益气，养血安神。用于脾气虚虚弱，倦怠乏力，食少便溏；气血不足，面色萎黄，心悸失眠，妇女脏躁。

(二) 中成药

1. 四君子汤：益气健脾，用于胃气虚证。症见面色萎白，语声低微，气短乏力，食少便溏，舌淡苔白，脉虚弱。

2. 参苓白术散：益气健脾，渗湿止泻，用于脾虚湿盛证。症见饮食不化，胸脘痞闷，肠鸣泄泻，四肢乏力，形体消瘦，面色萎黄，舌淡苔白腻，脉虚缓。

3. 生脉饮：具有益气复脉、养阴生津之功效。用于气阴两亏，心悸气短，脉微自汗。

4. 归脾汤：具有益气补血、健脾养心之功效。主治心脾气血两虚证。心悸怔忡，健忘失眠，盗汗，体倦食少，面色萎黄，舌淡，苔薄白，脉细弱；脾不统血证。便血，皮下紫癜，妇女崩漏，月经超前，量多色淡，或淋漓不止，舌淡，脉细弱。

(三) 食疗方

1. 香菇鸡汤：取香菇50克、大枣10枚、鸡肉200克、调料适量。将原料清洗干净后，一起入锅，加适量水用大火烧开，再改用小火炖一小时，最后放入调料调味即可。吃肉菜喝汤，经常食用，有补气之功，可用于气虚证。（经验方）

2. 益气固本茶：人参1克、黄芪3克、甘草1克、红茶3克，沸水冲，代茶饮，渴时即饮，不拘多少，冲饮至味淡即可，有补气固本、保元补虚之功效，用于气虚证。（经验方）

3. 坤土汤：取黄牛肉250克，山药200克，茯苓30克，小茴香5克，红枣10枚，一起放入锅中，其他调味品适量，小火炖至牛肉烂熟即可，吃肉喝汤，有健脾益气之功效。（经验方）

4. 党参山药小米粥：取党参10克，山药50克，小米50克，加水适量。先煎煮党参20分钟，取液去渣，后放入淘洗好的小米，用党参汤熬煮成粥即可。经常食用，有

补气养气之功效，用于气虚证。（经验方）

二、穴位按摩推拿

（一）气海

气海穴是任脉上重要的穴位之一，在下腹部，前正中线上，当脐中下两横指（食指、中指两指，约1.5寸）。主宰全身之气，亦可用于治疗一切气疾，有补充元气、强壮肾脏之功效，可以改善由气虚引起的乏力、不想说话、易疲劳、头晕目眩、自汗等症状。

操作方法：可使用手掌根部，顺时针按揉100次，令该部位有热感即可。注意手下与皮肤之间不要出现摩擦，即手掌始终紧贴着皮肤，带着皮下的脂肪、肌肉等组织做小范围的环旋运动。饭后半小时做最好，力度不可过大。

（二）中脘

中脘为任脉的胃之募穴，在脐上4寸（食指、中指、无名指三横指为2寸）。也就是在脐中央和心窝处（剑突下）连线的中点。能温煦内脏并增加脏腑之气的流通，缓解因气虚所导致的一系列不适症状。

操作方法：操作方法同上，可使用手掌根部，顺时针按揉100次，令该部位有热感即可。注意手下与皮肤之间不要出现摩擦，即手掌始终紧贴着皮肤，带着皮下的脂肪、肌肉等组织做小范围的环旋运动。饭后半小时做最好，力度不可过大。

三、其他

1.各种运动方式均可增强体质，预防疾病的发生。可根据自己的身体状况、年龄阶段、体质状况，选择相适宜的运动方法和运动量来进行日常的运动锻炼。其中，太极拳、八段锦、五禽戏等有很好的健身效果，可坚持锻炼，日久自然建功。

2."胃不和则卧不安"。睡觉前喝一杯温牛奶，有健脾和胃补虚之功效，对于气血虚弱者有辅助功效。

3.还津补脑：端坐轻扣齿，待口内产生津液后徐徐咽下，日久可还津补脑、增强体力、强身壮体，改善气虚症状。

第二节 补血

补血又称"养血"，用于血虚证。血虚证表现为头晕目眩，心悸怔忡，月经量少、色淡，面唇指甲色淡失荣，舌淡脉细等，当用补血之法。

一、推荐方药

凡能补血，主要用于血虚证的药物均称为补血药。其中补血包括补心血、补肝血、健脾生血、养血调经等。

（一）单味药

1. 当归：味甘、辛，性温。归肝、心、脾经。补血活血，调经止痛，润肠通便。用于血虚萎黄，眩晕心悸；月经不调，经闭痛经；虚寒腹痛，风湿痹痛，跌扑损伤，痈疽疮疡；血虚肠燥便秘。

2. 阿胶：味甘，性平。归肺、肝、肾经。补血止血，滋阴润燥。用于血虚萎黄，眩晕心悸，肌痿无力；吐血尿血，便血崩漏，妊娠胎漏；心烦不眠，肺燥咳嗽，虚劳咳嗽咯血，虚风内动。

3. 龙眼肉： 味甘，性温，归心、脾经。具有补益心脾，养血安神之功效。常用于气血不足，心悸怔忡，健忘失眠，血虚萎黄。

（二）中成药

1. 四物汤： 补血调血，用于营血虚滞证。头晕目眩，心悸失眠，面色无华，妇人月经不调，量少或经闭不行，脐腹作痛，甚或瘕块硬结，舌淡，口唇、爪甲色淡，脉细弦或细涩。

2. 炙甘草汤： 益气养血，通阳复脉，滋阴补肺，用于阴血阳气虚弱，心脉失养证。脉结代，心动悸，虚羸少气，舌光少苔，或质干而瘦小者。还可用于虚劳肺痿。干咳无痰，或咳吐涎沫，量少，形瘦短气，虚烦不眠，自汗盗汗，咽干舌燥，大便干结，脉虚数。

3. 八珍汤： 益气补血，用于气血两虚证，症见面色苍白或萎黄，头晕目眩，四肢倦怠，气短懒言，心悸怔忡，饮食减少，舌淡苔薄白，脉细弱或虚大无力。

4. 人参养荣丸： 气血双补剂，具有温补气血功效。用于心脾不足，气血两亏，形瘦神疲，食少便溏，病后虚弱。

（三）食疗方

1. 菠菜猪肝粥： 取菠菜、猪肝各50克，粳米100克。将粳米、猪肝洗净后，加水熬粥。待粥将熟时，加入菠菜稍煮片刻即可。经常食用，可健脾益气，养血补肝，用于血虚证。（经验方）

2. 无花果炖瘦猪肉： 取干无花果30克，瘦猪肉100克。将无花果与瘦猪肉加清水

适量,炖熟,调味即可,可吃肉喝汤。可养血补虚,用于血虚证。(经验方)

3. 糯米阿胶粥:取东阿阿胶 10 克,糯米 60 克,蜂蜜 10 克。先用糯米煮粥,待粥将熟时,放入捣碎的东阿阿胶,边煮边搅匀,稍煮两三沸即可,兑入蜂蜜。经常食用,可养血补虚,用于血虚证。(经验方)

4. 生姜红枣莲藕羹:取生姜 15 克、红枣 50 克、莲藕 250 克,一起放入砂锅,加适量水炖至极烂成羹,温食即可。有健脾益气、补血养血之功,用于血虚证。(经验方)

二、穴位按摩推拿

(一)血海

血海位于髌骨内上缘 2 寸,股四头肌内侧头的隆起处,具有养血活血、调理脏腑血分的作用。血海的气血旺盛,可以增加脾经的气血,而脾为后天之本,脾经血液充盛,可以更好地濡养全身脏腑,从而改善血虚体质的面色无华,头晕眼花,心慌,失眠,手足发麻,两目干涩等诸多症状。

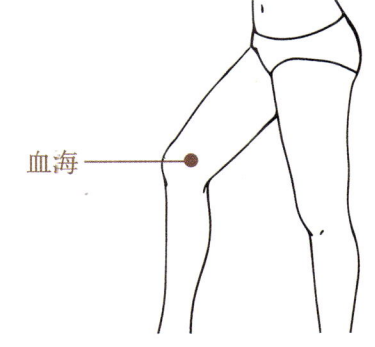

操作方法:按摩时,右手大拇指紧按右腿血海,用拇指腹部或指尖做按压转动的动作,同时做顺时针滑动,动作要轻柔、均匀、和缓,力度以感舒适为度,每次按摩 160 次。然后换左手按摩左腿血海,动作要领相同。早晚各一次。

(二)脾俞

脾俞属足太阳膀胱经,位于第十一胸椎棘突下,旁开 1.5 寸,取穴时通常采用正

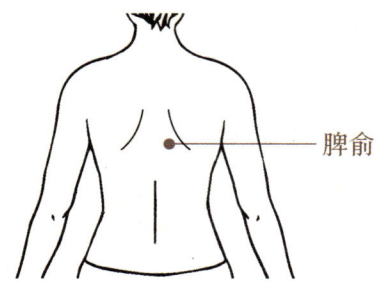
脾俞

坐或俯卧姿势，由肚脐中作线环绕身体一周，该线与后正中线之交点即是命门穴（第二腰椎），向上数三个椎骨，即是第十一胸椎，棘突下左右二横指宽处即是。具有健脾生血、养血活血的作用。

操作方法： 需找另外一个人帮忙。可用双手大拇指直接点压此穴，自觉局部有酸、麻、胀感觉时，术者开始以顺时针方向按摩，坚持每分钟按摩80下，每次按摩5—10分钟，每日按摩2—3次。

（三）拍打足少阴肾经

肾经属水，主固摄，又藏精，精血同源。足少阴肾经的气血充盛，有利于人体内精华物质的固摄和收藏，并且肾为先天之本，可固本培元，积蓄精气。

操作方法： 从足底脚心处（涌泉穴）开始拍打，然后循腿内侧向上，到大腿根以后再沿着腹部正中线两旁继续循经向上，直到锁骨以下。每次从下往上拍打左右各50遍，每日两次。

三、其他

1. 各种运动锻炼均可增强体质，预防疾病的发生。可根据自己的身体状况、年龄阶段、体质状况，选择相适宜的运动方法和运动量来进行日常的运动锻炼。其中，太极拳、八段锦、五禽戏等有很好的健身效果，可坚持锻炼，日久自然建功。

2. 缺铁性贫血是血虚证中的常见证型。

食用猪肝、动物血液、瘦肉、畜禽肉类、鱼类等都有助于补血，改善血虚证。此外，还应及时补充鸡蛋黄、血豆腐等含铁丰富的食品。

黑木耳、桂圆、虾米、绿豆、芝麻酱、大豆、红小豆、小米等食物含铁丰富，可适当多吃。

荔枝、龙眼肉、红枣、葡萄、桑葚、柑橘、甘蔗等水果有补血功效，可选择食用。

3. 饮食禁忌：

（1）饮茶、喝咖啡：缺铁性贫血患者在治疗期间如果喝茶水或咖啡，其中的鞣酸可以和铁结合，降低铁的吸收利用率。

（2）慎吃蚕豆：因为蚕豆能引起溶血性贫血。

第三节　补阴

补阴又称"滋阴"，用于阴虚证。阴虚为虚证中的常见证候，表现复杂，故补阴时要注意区分心阴虚、肺阴虚、肝阴虚、肾阴虚等的不同，针对性进补。

一、推荐方药

滋阴药，又叫养阴药或补阴药，就是能治疗阴虚病症的药物。具有滋肾阴、补肺阴、养胃阴、益肝阴等功效，适用于肾阴不足、肺阴虚弱、胃阴耗损、肝阴亏乏等病症。

（一）单味药

1. 百合：味甘，性微寒。归心、肺经。养阴润肺，清心安神。用于阴虚燥咳，劳嗽咯血；虚烦惊悸，失眠多梦，精神恍惚。

2. 石斛：味甘，性微寒。归胃、肾经。益胃生津，滋阴清热。用于热病津伤，口干烦渴，胃阴不足，食少干呕；病后虚热不退，阴虚火旺，骨蒸劳热，目暗不明，筋骨痿软。

3. 枸杞子：味甘，性平。归肝、肾经。滋补肝肾，益精明目。用于虚劳精亏，腰膝酸痛，眩晕耳鸣，阳痿遗精；内热消渴；两目昏涩，视物不明。

4. 龟甲：味咸、甘，性微寒。归肝、肾、心经。滋阴潜阳，益肾强骨，养血补心，固经止崩。用于阴虚潮热，骨蒸盗汗，头晕目眩，虚风内动；肝肾亏虚，筋骨痿软，囟门迟闭；阴血亏虚，心悸，健忘，失眠；阴虚血热，崩漏经多。

（二）中成药

1. 六味地黄丸：滋补肝肾，用于肝肾阴虚证。腰膝酸软，头晕目眩，耳鸣耳聋，盗汗，遗精，消渴，骨蒸潮热，手足心热，口燥咽干，牙齿动摇，足跟作痛，小便淋沥，以及小儿囟门不合，舌红少苔，脉沉细数。

2. 左归丸：滋阴补肾，填精益髓，用于真阴不足证。头晕目眩，腰酸腿软，遗精滑泄，自汗盗汗，口燥舌干，舌红少苔，脉细。

3. 二冬膏：养阴润肺功效。用于阴肺不足引起的燥咳痰少、痰中带血、鼻干咽痛。

4. 石斛夜光丸：具有滋阴补肾，清肝明目之功效。用于肝肾两亏，阴虚火旺，内障目暗，视物昏花。

（三）食疗方

1. 黑豆枸杞粥：取黑豆100克、枸杞子30克、红枣10枚，一起放入锅内，加水适量，用武火煮沸后，改用文火熬至黑豆烂熟即可。经常食用，有滋阴补肾之功效，用于阴虚证。（经验方）

2. 番茄猪皮汤：取番茄 300 克、猪皮 100 克，葱、香油、食盐各适量，将原料洗净切好后，先将猪皮加水熬汤，待汤泛白后，加入番茄稍煮片刻，将起锅时放入调料调味即可。经常食用，有滋阴养血、生津润燥之功效，用于肺肾阴虚、肠燥津枯证。（经验方）

3. 黄精粥：将黄精 30 克加水煎取浓汁，去渣；将粳米 100 克洗净，连同煎汁放砂锅内，加适量水，用大火煮沸后，改为小火，煮约 30 分钟，用适合口味的调料调味即成。能补中益气、滋肾润肺，用于肝肾阴虚证。（经验方）

4. 枸杞百合红枣乌鸡汤：将乌鸡洗净，去毛及内脏，放入各种调味品，沸水中滚 10 分钟，然后放入枸杞 30 克，百合 50 克，红枣 20 枚，生姜 5 片，大火煮开，小火慢炖两个半到三个小时。吃肉喝汤，滋阴润肺，养肝补血，用于阴虚证。（经验方）

二、穴位按摩推拿

（一）太溪

太溪穴位于足内踝高点与跟腱之间凹陷中，具有滋阴补肾、养血清热的作用。此穴在肾经的经气最旺。对于阴虚体质的人群，常按摩此穴有滋阴补肾的作用，可缓解由阴虚引起的消瘦、头晕目眩、口燥咽干、眼目干涩、心慌失眠、五心烦热等症状。

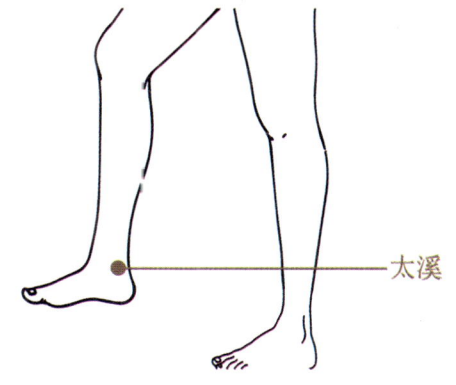

操作方法：按摩时，先用热水泡脚半小时左右，然后将脚擦干，将左脚架于右腿上，用右手拇指按揉本穴，力量柔和，以感觉酸胀为度。每次按揉 10 分钟左右，然后换右脚，每日 1 次。

（二）涌泉

涌泉穴是足少阴肾经的常用腧穴之一，位于足底部，蜷足时足前部凹陷处，约当足底第2、第3跖趾缝纹头端与足跟连线的前1/3与后2/3交点上，具有疏通肾精、散热生气、排除浊气的作用，现代常用于治疗休克、高血压、失眠、癔症、癫痫、小儿惊风、神经性头痛、遗尿、尿潴留等，为急救穴之一。涌泉药物敷贴是临床常用的治疗方法之一，经常按摩此穴对平稳血压有辅助作用。

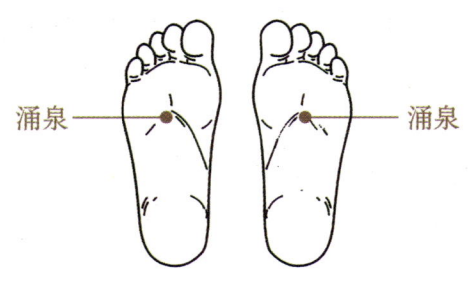

操作方法：先用热水泡脚半小时左右，然后将脚擦干，将左脚架于右腿上，用右手拇指按揉，力量柔和，以感觉酸胀为度。每次按揉10分钟。然后换右脚，每日1—2次。

三、其他

1. 各种运动锻炼均可增强体质，预防疾病的发生。可根据自己的身体状况、年龄阶段、体质状况，选择相适宜的运动方法和运动量来进行日常的运动锻炼。其中，太极拳、八段锦、五禽戏等有很好的健身效果，可坚持锻炼，日久自然建功。

2. 叩齿疗法：即通过上下牙齿有节律的叩击运动，以治病强身的一种养生保健方法。在亚健康调控过程中，本法可以用于肾精亏虚、脑海空虚、津血不足的阴虚证，如记忆力下降、消化不良，以及男性精关不固、遗精、滑精、口干、口渴等。每天2次，每次10分钟。

3. 易筋经：是我国古代的一项健身运动，传说为达摩老祖首创。易筋经的动作，刚劲有力，其运动的强度和动作的难度都比较大。因它有滑利关节、调和气血、强筋壮骨的作用，故把它作为骨关节疾病及骨科创伤病人恢复功能和肌力锻炼的一种康复手段。在锻炼时强调情绪安定，精神贯注。掌握刚柔相济，动静结合，意到力到，自由呼吸为其基本要领。运动量因人而异，根据病情及身体健康情况酌情选练，一般以微汗为度。

第四节 补阳

补阳又称"助阳"，用于阳虚证。补阳法常用于治疗畏寒肢冷，神疲嗜睡，面色白，呕吐清水，下利清谷，筋脉拘挛，肢体关节冷痛，舌质淡，脉沉弱或迟等虚寒病证。

一、推荐方药

以补肾阳为主。症见形寒肢冷，腰膝酸痛，尿清便溏，神疲乏力，阳痿早泄，舌淡苔白，脉沉弱等。

（一）单味药

1. 鹿茸：味甘、咸，性温。归肾、肝经。壮肾阳，益精血，强筋骨，调冲任，托疮毒。用于肾阳不足，精血亏虚，阳痿滑精，宫冷不孕；羸瘦，神疲，畏寒，眩晕，耳鸣，耳聋；腰脊冷痛，筋骨痿软；崩漏带下；阴疽不敛。

2. 淫羊藿：味辛、甘，性温，归肝、肾经。具有补肾阳、强筋骨、祛风湿等功效，用于肾阳虚衰所致阳痿遗精、筋骨痿软、风湿痹痛、麻木拘挛。

3. 巴戟天：味甘、辛，性微温。归肾、肝经。补肾阳，强筋骨，祛风湿。用于阳痿遗精，宫冷不孕，月经不调，少腹冷痛，风湿痹痛，筋骨痿软。

4. 肉苁蓉：味甘、酸、咸，性温。入肾、大肠经。补肾，益精，润燥，滑肠。治男子阳痿，女子不孕，带下，血崩，腰膝冷痛，血枯便秘。

（二）中成药

1. 肾气丸：补肾助阳，用于肾阳不足证。症见腰痛脚软，身半以下常有冷感，少腹拘急，小便不利，或小便反多，入夜尤甚，阳痿早泄，舌淡而胖，脉虚弱，尺部沉细，以及痰饮，水肿，消渴，脚气等。

2. 右归丸：温补肾阳，填精益髓肾阳不足，命门火衰证。用于年老或久病气衰神疲，畏寒肢冷，腰膝软弱，阳痿遗精，或阳衰无子，或饮食减少，大便不实，或小便自遗，舌淡苔白，脉沉而迟。

3. 地黄饮子：滋肾阴，补肾阳，开窍化痰，用于下元虚衰，痰浊上泛之喑痱证。舌强不能言，足废不能用，口干不欲饮，足冷面赤，脉沉细弱。

4. 安坤赞育丸：益气养血，调补肝肾。用于气血两虚、肝肾不足所致的月经不调、崩漏、带下病，症见月经量少，或淋漓不净、月经错后、神疲乏力、腰腿酸软、白带量多。

（三）食疗方

1. 葱姜茶：取带须的葱白3寸、生姜5片、红糖5克。将材料洗净后一起倒入锅内，加适量清水，用大火煮开后，再转小火熬煮十五分钟即可。经常饮用，有温阳散寒之功，用于阳虚证。（经验方）

2. 苁蓉羊肉粥：取鲜羊肉100克，肉苁蓉30克，粳米100克，盐、姜、葱等调料适量,将原料洗净后,一起放入锅内,加水适量,先用武火煮沸,再用文火煮成粥即可。经常食用,可温阳补肾,用于肾阳虚证。(经验方)

3. **淡菜韭籽生姜汤**:淡菜 150 克,用清水浸泡发开,清洗干净,瘦肉 250 克切片,生姜 100 克,切片,韭菜籽 10 克,其他调味品适量,将所有食材一起倒入锅中,加适量水慢火煮 2 小时即可。经常饮用,能温阳益气,补肾壮阳,用于肾阳虚证。(经验方)

4. **虾仁粥**:取虾仁 50 克,粳米 100 克。将虾仁用温水洗净,粳米淘洗干净。先将粳米放入锅中,加清水适量,用旺火煮沸后,再放入虾仁,用小火熬煮成粥,加盐调味即可。经常食用,有补肾壮阳、温中补虚之功效,经常食用,对肾阳虚证有好处。(经验方)

二、穴位按摩推拿

(一)关元

关元穴为人体保健强壮要穴,位于脐下三寸处,为保健要穴,有培元固本、补益下焦之功,凡元气亏损均可使用。关元穴在临床上多用于治疗泌尿、生殖系统疾患。现代研究证实,按揉和震颤关元穴,主要是通过调节内分泌,从而达到治疗生殖系统疾病的目的。

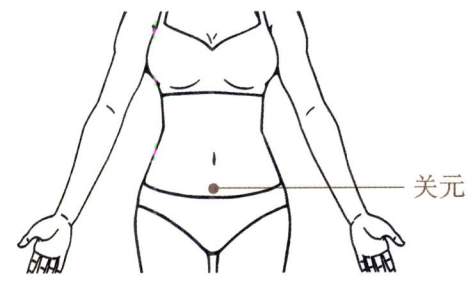
关元

操作方法:平卧,用手掌按揉或拍打关元部位,每次顺时针、逆时针各按揉 200 次,拍打 30—50 下。每日 2—3 次。关元穴艾灸效果更佳。

（二）神阙

神阙属任脉，在腹中部肚脐正中央。能够培元固本、回阳救脱、和胃理肠，主治泻痢、绕脐腹痛、脱肛、五淋、妇人血冷不受胎、中风脱证、尸厥、角弓反张、风痫、水肿鼓胀、肠炎、痢疾、产后尿潴留等，现代常用于治疗胃炎、肠炎、痢疾、尿潴留等。

操作方法：平卧，用手掌按揉每次顺时针、逆时针各按揉200次，每日2—3次。也可在肚脐处放入炒盐，外敷姜片，用艾灸灸之。

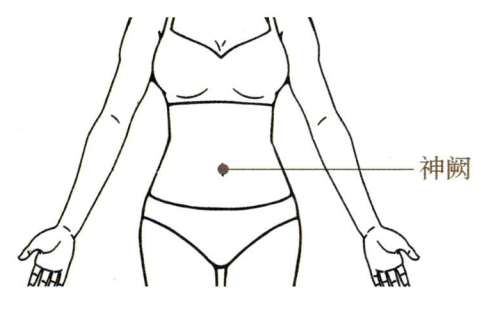
神阙

三、其他

1. 各种运动锻炼均可增强体质，预防疾病的发生。可根据自己的身体状况、年龄阶段、体质状况，选择相适宜的运动方法和运动量来进行日常的运动锻炼。其中，太极拳、八段锦、五禽戏等有很好的健身效果，可坚持锻炼，日久自然建功。

2. 背部刮痧：可调节全身气机升降，调和五脏六腑功能。一般采取俯卧位，也可用端坐位，刮痧前先在背部涂上刮痧油，按照自上而下，先中间，后两旁的顺序，力度适中，动作轻柔，反复刮痧，每次5分钟，隔日一次效果最好。

3. 摩肾法：通过按摩肾区及其周围的有关穴位，促进肾区气血流通，用于防治肾虚症的一种治疗方法。在亚健康调控过程中，本法可以用于肾虚、男性阳痿、早泄、遗精、性功能障碍以及女性月经不调、痛经、更年期综合征、性冷淡等。

此外，尽量不饮酒壮阳。酒具有双向性作用，少量饮酒能够促进性欲，增强性功能，但对于性功能减弱甚至性功能障碍之人，如果借酒助兴，长此以往，将使性神经由兴奋转为抑制，使性欲减退。特别对于那些患有阳痿的患者，精神不振，经常借酒消愁，殊不知饮酒后，皮肤充血，胃肠功能亢进，使阴茎更难搏起。所以说，饮酒过度，肾精枯竭，阳无所依，发为阳痿。古代也有饮酒有损性欲的记载。"人身之血，各归其舍，酒性烈，最能动血，人饮酒则面赤，手足俱红，是扰其血而奔驰之也，血气虚弱之人，数日无房室，精始厚而可用，然而一夜大醉，精随血耗，且多热毒，是故宜戒醉。"

第五节　补法警示

1. "庸工之治病，纯补其虚，不敢治其实；举世皆曰平稳，误人而不见其迹。"（金·张从正《儒门事亲》）

许多患者就诊有这样一个误区：希望医生为自己开"好药""贵药""补药"；有些庸医也迎合患者的这种心理。如果分辨不清表里、寒热、虚实，辨不明在脏在腑，在经在络，只是一味补虚，不敢泻实，结果会误人害人，可谓杀人不露痕迹。患者自身对于补药、补品一定要慎重应用。

2. "黠医知温补杀人，而人不怨，以为可以藏拙而用之。"（清·何梦瑶《医碥》）

黠，狡猾。有些医生很狡猾，对于一些疑难怪病，自己虽然束手无策，仍勉强为之。通常做法是滥用温补之品，假如取得疗效，自己会心中窃喜；即便患者丧命，也有理由为自己开脱：最好的补药都用上了，看来命该如此。这也是草菅人命。

3. "误攻者见证易知，误补者变幻莫测。"（清·吴达《医学求是》）

医生要谨慎应用补法。如果误用攻下法，出现的症状、不良后果容易表现出来，停药后恢复一段时间，不良后果就会很快消除；如果误用补法，出现的症状变幻莫测，无规律可循，造成的后果也非常严重，救治也会有一定的难度。《素问·至真要大论》："久而增气，物化之常也；气增而久，夭之由也"，说的就是滥用补药的危害。

4. "实死者多由医误，虚死者多由自戕。"（清·程文囿《医述》）

患者因病死亡，不外乎两种情况，一种是因实致死，一种是因虚致死。因实致死的，大多由于医生治疗用药的失误，特别是不加辨证，滥用补药，火上浇油，壅遏中焦，使得邪气亢盛，病邪蔓延，导致死亡。即"气增而久，夭之由也"。因虚致死的患者，大多因为患病后不知自我保养身体，恣情纵欲，声色犬马，不爱惜"精气神"三宝，使得身体耗乏，元气亏虚，精竭于下，气衰于内导致。

5. "药以养生，亦以伤生，服食者最宜慎之。"（清·陆以湉《冷庐医话》）

"药以治病，因毒为能"。各种药物都有它的偏性，如果应用不当，即使是人参、甘草也会对人体造成伤害；应用得当，有毒之药也可以起死回生，治病救人。有些古人养生，喜欢服用"五石散"等丹药。服用丹药，最容易导致药物中毒。因为丹药中含有铅、砷、汞、金、银等矿物药，含有这些成分的丹药，或者本身就有毒性，或者容易在体内产生聚积，服用后出现中毒反应，是在所难免的事情。"石药发癫，芳草发狂"就是对其致病特点的描述。

6. "班固曰：有病不治得中医。倘一药之误，悔将噬脐。古云：拙医疗病，不如不疗。与此意同。"（明·李梴《医学入门》）

"有病不治，常得中医"出自班固《汉书》，蕴含的意义在于，庸医治病，不如不治，倘若有一味药用错了，患者都会追悔莫及，饮恨终身。奉劝患者切忌有病乱投医。

此外，中医还有"血肉有情之品补血肉有情之躯"，"形不足者温之以气，精不足者补之以味"，"味以喜为补"等诸多补法，这些最终都要落实到具体的气血阴阳的虚损上来。对于喜欢进补的人群而言，一定要科学进补，辨证进补，实现补法效果的最大化。

第四章 养病法

养病与养生，归根结底都落实到一个"养"字。日常保养，未病先防；患病后积极主动配合医疗的综合调养，既病防变；疾病康复过程中的愈后防复，共同构成"养"的重要内容。对病者而言，养病直接关乎治疗效果的取得以及疾病的预后转归。

第一节 养病须知

看病就医，医生在诊疗后都会根据患者病情的轻重缓急，给出一些养生建议，这是临床诊疗不可或缺的重要步骤，患者对此必须认真对待。如果不了解这些，有意无意违背，轻者治疗无效，重者加重病情。一定程度上来说，病家自养，积极主动配合医生治疗是治病愈疾的前提。否则，或治疗难效，或者虽效亦难持久。

一、"病家十要"（明·龚廷贤《万病回春·云林暇笔》）

患病后积极治疗是必要的，养生同样重要。这里提到的"病家十要"，对疾病的发

> 养生理论应用枢要

生、发展、预后、转归也起着决定性作用，是患者养生必须遵循的基本准则。

1."择明医，于病有裨，不可不慎，生死相随"。

"有病乱投医"是患者共有的心态。身患疾病，既不能讳疾忌医，更不能盲目就医。因庸医误治导致的医源性疾病屡见不鲜。所以要选择好的医生进行治疗。古人"有病不治，常得中医"之说，也强调有病不盲目治疗，就能取得相当于一个中等水平医生治疗的效果。

2."肯服药，诸病可却，有等愚人，自家担搁"。

这里的"服药"是指针对疾病的一切治疗方法，包括非药物疗法、心理开导、营养运动等。清代著名的戏剧理论学家、作家李渔曾经撰文指出，古人不提"吃药、食药"而一概称为"服药"，其中蕴含着很深的用意。一个"服"字。"服"不单纯指吃下药物，还蕴涵着患者对医生、对药物的信服以及自身的心中诚服。

3."宜早治，始则容易，履霜不谨，坚冰即至"。

疾病治疗贵在"早"。早期诊断、早期治疗、早期预防是中医治疗思想的核心，也是"治未病"的主要内容。

4."绝空房，自然无疾，倘若犯之，神医无术"。

患病期间更应注意节欲葆精。否则旧病未愈，房劳伤身，新病又起，不利于疾病的治疗。

5."戒恼怒，必须省悟，怒则火起，难以救获"。

许多患者因为身患疾病而变得脾气暴躁，因此而加重病情。"百病生于气"，治疗要保持情绪稳定,否则对患者病体的康复极为不利。

6. "息妄想,须当静养,念虑一除,精神自爽"。

患病后当澄思静虑,断绝非分的妄想和企图,抛弃不药而愈或寻找"灵丹妙药",寄希望于"神医圣手妙手回春"的幻想,要安心养病,祛除私心杂念。如此则神清气爽,精神振奋,心情舒畅,疾病的康复速度也会加快。

7. "节饮食,调理有则,过则伤神,太饱难克"。

要节制饮食,控制口腹之欲,最好配合饮食养生调理,不要过饥过饱。过饥则气血难复,过饱则脾胃难消,必须适中。

8. "慎起居,交际当祛,稍若劳役,元气愈虚"。

不可利用在家养病之际,呼朋唤友,聚会闲谈,推杯换盏。如果过度疲劳,得不到应有的休息,会使元气越发虚弱,病体难以康复。

9. "莫信邪,信之则差,异端诳诱,惑乱人家"。

患者要崇尚科学,反对迷信,有病治病,不要寄希望于巫医鬼神、祈祷烧香等。如果患者被异端邪说所迷惑,结果只能是耽误病情,耗费钱财,人财两失。

10. "勿惜费,惜之何谓,请问君家,命财孰贵"。

古人认为"轻身重财者"病难治。有病要及时治疗,不可硬扛,不可"轻身重财"。

二、"却病十要"（清·尤乘撰《寿世青编》）

1. "静坐观空，万缘放下，当知四大原从假合，勿认此身为久安长住之所，战战以为忧也。"

患者首先要摆正心态，安心静养，把一切私心、杂念、忧虑、烦恼、名利等统统放下，疾病染身，也是暂时的，最终必然会远离身体，不要为疾病的一时之苦而战战兢兢，心怀忧虑，以乐观平和的心态去面对疾病，最终就会战胜疾病，所谓"健康从心开始"。

2. "烦恼现前，以死喻之，勿以争长较短。"

患病只是一时的烦恼，终归总会如过眼烟云，是能够彻底治愈的。所以，患者不必深陷疾病而不能自拔，耗费过多的心血，即所谓的"和疾病较劲，跟自己过不去"。

3. "常将不如我者，巧自宽解，勿以不适生嗔。"

要自我纾解，看看周围生活、工作、经济条件不如自己的人，那些病情比自己严重的人，甚至因病致死的人，对此就该感到庆幸，心中常有这样的想法：比我病重的人尚且能快乐地生活，我为何不能？即便自己病情严重，比比那些因病致死的人，自己还有能力和疾病抗争，就保留着治愈疾病的希望。如此反向思维、横向思考，你就不会因为身患疾病而忧愁恼怒。

4. "造物劳我以生，遇病却闲，反生庆幸。"

每个人都是在追求、奋斗、忙忙碌碌中度过一生的。患者如果能够想到，终日奔波，因病得以休养，也算是"偷得浮生半日闲"。如此则不会因病而烦恼，反而会因此而庆幸。

5. "深信因果，或者夙业难逃，却欢喜领受，勿生嗟怨。"

原意是强调因果报应。但是，笔者更愿意从导致疾病发生的原因与结果二者之间的关系中去寻找答案。疾病的发生，是自身不懂养生、防病、防护所致。身患疾病，不一定是坏事，如果能从中悟出发病的原因，避免疾病的再发生，就不会因此而心生怨恨。

6. "室家和睦，无交谪之言入耳。"

要创造一个和睦的家庭环境，这样才有利于患者病体的康复。不能竞相责难，认为患者给家庭添麻烦，耗钱财。患者如果听到这种声音，看到这种情形，心情受挫，情绪低下，不利于疾病的康复。

7. "起居务适，毋强饮食，宁节毋多。"

要起居有常，不妄坐劳，食勿求饱，居勿求安。患病后，人们通常喜欢为患者提供营养成分高的食物，殊不知，饮食清淡，少量多餐对患者病体的康复才更为有利，如果不顾自身情况地勉强食用，不但会损伤脾胃，影响消化吸收，还会导致"食复""劳复"。

8. "严防嗜欲攻心，风露侵衣。"

要控制各种欲望，尤其是情欲。欲望由心而起，能扰乱心神。"心动则五脏六腑皆摇"，会变生它病。衣食方面还要注意保暖御寒温，"避风如避箭，避色如避乱"。

9. "常自观察，克治病之根本处。"

"世上无难事，只怕有心人"。对于患者而言，尽管病体缠身，也要做个有心人。如果能仔细观察自己身体的症状变化规律，分析影响疾病的关键因素，用药治疗后的反应情况等，再请医生诊治时就会提供详细的信息资料。

有的患者心态平和，笑对疾病，但又重视疾病，随身携带笔记本，随时记录身体的不适以及体温、血压、血糖的变化。医生根据这些，能够准确判断疾病的发展、预后与转归，大大缩短疾病的治疗周期，节省人力、物力、财力。医患配合是治病的根本。

10."觅高朋良友，讲开怀出世之言，或对竹木鱼鸟相亲，怡然自得，皆却病法也。"

患病最忌郁郁寡欢，对病自怜，愁肠百转。经常和二三知己朋友倾心交谈，可以疏解心中的郁闷之气，移精变气，增强自身的抗病能力；培养一些兴趣爱好，养鸟喂鱼，弄花莳草，心中怡然自得，这也是治病养生的好方法。

三、"养生铭"(唐·孙思邈《养生铭》)

1. 怒甚偏伤气，思多太损神；神疲心易役，气弱病来侵。

大怒伤肝；思虑过多伤身损性耗神。精神疲惫，身心劳倦，正气不足，容易感邪致病。

2. 勿使悲欢极，常令饮食均；再三防夜醉，第一戒晨嗔。

保持心态平和，喜乐有度，饮食均衡，晚上不要醉酒，早晨起来后不要发怒、生气。

3. 亥寝鸣云鼓，晨兴漱玉津；妖神难犯己，精气自全身。

"鸣天鼓""漱玉津"都是传统的养生功法，对养生防病治病具有一定的作用。患病期间不适宜做剧烈运动，这两套功法对病体康复非常适宜。具体的操作方法与步骤将在本章"第四节"详细介绍。

4. 若要无诸病，常当节五辛；安神宜悦乐，惜气保和纯。

五辛有多种说法。据《本草纲目·菜部》："五荤即五辛，为其辛臭昏神伐性也。炼形家以薤、蒜、韭、葱、胡荽（香菜）为五荤；道家以薤、蒜、韭、葱、胡荽（香菜）为五荤；佛家以葱、蒜、韭、薤、兴渠为五荤。兴渠即阿魏也。"为何不食"五辛"？《楞严经》："五种辛菜，是五种辛，熟食发淫，生啖增恚"。

"常当节五辛"的深层含义并非局限于此五者，提示工作社交中应尽量避免腥臊恶臭等刺激性强的食物，以免给人留下不好的印象，影响交流交往。这是社交礼仪，体现了对人的尊重，因而也属于行为养生的范畴。

5. 寿夭休论命，修行在本人；若能遵此理，平地可朝真。

此指只要加强修身养性学习训练并实践，平常之人亦可达到本来应享有的天年。

第二节　养病禁忌

禁和忌是有区别的。禁是严格禁止，不能违背；忌的程度较禁要低些，有强调小心谨慎，必须警惕并提起注意之意。

考虑到治病期间的饮食禁忌和身体状况、所患疾病、治疗用药等密切相关，是治疗学的重要组成部分，患者应听从医生的专业指导。本部分养病禁忌的内容，主要还是从心理、行为、生活起居等角度论述，其他相关的专业禁忌，读者可查阅相关文献了解。

一、"病家十误"(清·程钟龄《医学心悟》)

一般而言,疾病因为失治、误治的固然很多,但是,由于患者自身原因而贻误病情的更不少见。"病家十误"是患者最容易犯的错误,一定要熟读牢记。

1. "病家误,早失计,初时抱恙不介意,人日虚兮病日增,纵有良工也费气。"

患者最大的失误,就在于不能及早发现疾病,不能尽快治疗。开始得病时,或者抱有侥幸心理,认为自己平日身体素质很好,得的病不是什么大不了的事情,挺挺就过去了,何必耽误时间,花费钱财?或者对医生、医学不信任,认为医生解决不了什么问题,甚至讳疾忌医。如此耽搁时日,身体正气愈虚,邪气日盛,病情逐渐加重,使得小病成为膏肓之疾,此时再去诊治,纵然扁鹊、华佗再世,也会束手无策。众所周知的"扁鹊见齐桓公"的故事即是讳疾忌医,对早期疾病重视不够造成的。

2. "病家误,不直说,讳病试医工与拙,所伤所作只君知,纵有名家猜不出。"

中医以望闻问切、四诊合参为主要诊疗手段,通过对患者病情信息的收集提取,作出诊断、治疗。许多患者面对医生,三缄其口,信奉"病家不用开口,医生诊脉便知"。试图通过诊脉,来检验医生水平的高低,这是非常错误的。因为患病是一个多因素作用的结果,是何种原因导致的,患者自身有哪些不舒服的感觉,只有患者自己知道,再高明的医生也猜不出你的病因和痛苦所在。患者就医时,一定要和医生进行充分有效的沟通,向医生提供充足的信息,帮助医生做出准确的判断,千万不能"讳疾忌医"和"以病试医"。

3. "病家误,性躁急,病有回机药须吃,药既相宜病自除,朝夕更医也不必。"

常言道,"病来如山倒,病去如抽丝"。疾病的发生是一个渐变的过程,病体的康复,也是一个循序渐进的过程。许多患者性情急躁,恨病吃药,或者当病情稍微出现好转时，就认为大功告成，不肯坚持，未做到"除恶务尽，斩草除根"，导致因停止治疗而病情复发；有的患者，得的本来是慢性病，不可能取得速效，但是因为性情急躁，屡屡更换医生，希望找到名医国手，使自己迅速脱离疾病的困扰，这也是患者就医的一大忌讳。

殊不知，频繁地更换医生，每一位新医生都会对你的病情重新分析、判断、摸索，从中吸取前面医生诊疗的经验教训，这样做，有时会影响医生的判断。例如，某方、某药非常对证，当后面医生的判断与前医吻合时，看到前医的方子会心存疑惑，产生"为什么无效"的错觉，会改弦易辙，另辟蹊径，重新摸索，这对患者、对医生都是非常不利的。

4. "病家误，在服药，服药之中有窍妙，或冷或热要分明，食前食后皆有道。"

患者服药不当，也会影响疗效的发挥。一般而言，中药最好温服，有时也会有特殊的要求。"姜附冷饮，承气热服"讲的就是服药方法。干姜、附子等热性药要凉服，承气汤类的寒凉药要热服用，以防止服药后出现胃脘不适；滋补药物应在饭前服，泻下药物应该在空腹时服用；健胃药应该在饭后服，安眠药物应该在睡觉前服，其他药物应该在饭后服。只有掌握并遵循这些服药原则，才能更好地发挥药物疗效，起到事半功倍的效果。

5. "病家误，最善怒，气逆冲胸仍不悟，岂知肝木克脾元，愿君养性须回护。"

百病皆生于气。患病后心情不好，这是人之常情。但是，要懂得合理调整、控制情绪。因为"怒则气上"，大怒可引起气机逆乱；气上冲胸，肝火旺盛，克伐脾土，损伤脾胃的消化吸收功能，脾胃虚弱，化源不足，对康复不利。保持心情的积极乐观是养生要务。

6. "病家误,苦忧思,忧思抑郁欲何之,常将不如己者比,知得雄来且守雌。"

有些患者心事较重,凡事爱往坏处想,本来是轻浅的疾病,却总认为得了不治之症,杞人忧天。胡思乱想解决不了任何问题,不但于疾病无补,反而对健康有害。

7. "病家误,好多言,多言伤气最难痊,劝君默口凝神坐,好将真气养真元。"

有些患者患病后心情郁闷,喜欢向人倾诉病情。这对治疗康复也是不利的。中医认为,"多言伤气",反复向旁人述说病情,如鲁迅先生笔下的"祥林嫂"一般,会对心理造成伤害,这对疾病的康复是有害无益的。当然,安居静养是最好的,但也不能陷入另外一个极端,整日闭门不出,沉默寡言,好似自闭症患者,这样的做法也是错误的。与人交谈,多说些轻松愉快的话题,使身心放松,心态平和,这是最好的方法。

8. "病家误,染风寒,风寒散去又复还,譬如城郭未完固,那堪盗贼更摧残。"

患病后一定要注意保暖,不可触冒风寒,否则内外交困,雪上加霜,病情会逐渐加重,疾病也会康复无期。

9. "病家误,不戒口,口腹伤人处处有,食饮相宜中气和,鼓腹含哺天地久。"

患病后不知保护脾胃,或纵口腹之欲,或进食大量营养品,这对康复也是不利的。饮食贵在清淡而有营养,患者调养重在调理脾胃,以养人体冲和之气。气血冲和,万病不生;五脏调和,诸病自愈。

10. "病家误,不戒慎,闺房衽席不知命,命至颠危可若何?愿将好色人为镜。"

要节制房事。患病后元气亏虚,如果纵欲伤精,就会犯"虚虚实实"之戒,使原本亏虚的气血更加亏虚,原本嚣张的邪气更加旺盛,小病也会发展成大病。

二、"病家自误"（清·徐大椿《医学源流论》）

临床上因医生误诊误治的情况偶有发生，但因患者自身原因而耽误的尤其多见。多数情况是患者自以为是，因自己原因导致的耽误治疗，是治病养生中应该谨慎对待的。

1."有不问医之高下，即延以治病，其误一也。"

不管医生的专业特长以及水平高低，"因名择医"，有病乱投医，按广告宣传选择医生，这些都是误诊误治的根源。

2."有以耳为目，闻人誉某医，即信为真，不考其实，其误二也。"

"耳听为虚，眼见为实"。求医问药切不可道听途说，更不能听信虚假广告夸大其词的宣传。假若风闻某人水平高、名气大，甚至听信"医托"的谎言诱骗，不实际考察医生的真实水平，盲目就医，这是就医的大忌。

3."有平日相熟人，务取其便，又虑别延他人，觉情面有亏，而其人又叨任不辞，希图酬谢，古人所谓以性命当人情，其误三也。"

有人信奉"关系大于一切"，对任何事情都要找关系、托人情，觉得只有这样，办事才稳妥牢靠。社会上有这样一些人，利用人们这种心理，通过拉关系、做人情来为自己谋取私利。许多患者就是因此而上当受骗的。这也是患者就医的一大失误。我国目前优质医疗资源不足，大医院的知名专家难求，但是，患者最好还是通过正常的途径到正规医疗机构就医，不要被人情世故所拖累，不被"号贩子"欺骗。

4."有远方邪人，假称名医，高谈阔论，欺骗愚人，遂不复详察，信其欺妄，其误四也。"

有些非法行医者，利用人们猎奇心理，乔装打扮，自我包装，诡称历史上某某名医的某代传人，或者杜撰一份离奇的经历，自称得到某高人的指点，得到某种秘方专治某病，或者自称来自某地域偏远的少数民族地区，身怀绝技，为实现某种愿望，拿出"绝招"，入世救人等等。这些人自诩"名医"，杜撰虚言，欺骗患者，许多患者不辨真伪，上当受骗。

5. "有因至亲密友，或势位之人，荐引一人，情分难却，勉强延请，其误五也。"

有些患者则因为是亲戚朋友的推荐，或者有权有势之人的举荐，盛情难却，勉强邀请这些人推荐的医生为自己诊治，而不顾及自己病情的实际情况，心无主见，这也是就医过程中的一大失误。

6. "更有病家戚友，偶阅医书，自以为医理颇通，每见立方，必妄生议论，私改药味，善则归己，过则归人。或各荐一医，互相毁誉，遂成党援。甚者各立门户，如不从己，反幸灾乐祸，以期必胜，不顾病者之死生，其误六也。"

有些人听听健康讲座，翻翻医学科普读物，就自以为是，认为精通医道，对于医生的诊疗指手画脚，妄加评论，甚者还私自增减处方中的药物和剂量，如果患者病情好转，就认为是自己的功劳，洋洋自得；病情恶化，则推卸责任，怨天尤人。有些人根据自己的喜好推荐医生，小病也要请三四个医生诊治，争执不休，心无定见，耽误治疗，这是看病的大忌。

7. "又或病势方转，未收全功，病者正疑见效太迟，忽而谗言蜂起，中道变更，又换他医，遂至危笃，反咎前人，其误七也。"

有些患者得的本是慢性病，治疗需要较长的时间。患者本来就嫌起效太慢，病情稍有好转，有些人就在一旁鼓噪，说医生"遗患以要财"，是为了赚取更多的诊疗费用，故意不一下治好疾病。患者于是听信谗言，又更换了另外一位医生诊治。殊不知，每位医生有自己的判断、见解和主张，不了解患者诊治的真实情况，就会对病情重新摸索，许多疾病可能会因此而加重。唐代刘禹锡《鉴药》，讲的就是这个道理。

8．"又有病变不常，朝当桂附，暮当芩黄；又有纯虚之体，其症反宜用硝黄。大实之人，其症反宜用参术。病家不知，以为怪癖，不从说，反信庸医，其误八也。"

医生治病贵在圆机活法，灵活变通，随机应变，以适病情。有些疑难怪病，寒热错杂，虚实夹杂，甚至出现真寒假热，真热假寒，甚至是"大实有羸状，至虚有盛候"，医生治疗时会综合考虑，寒因寒用，热因热用，通因通用，塞因塞用，仔细斟酌，有时会早晨用附子、肉桂等温热药，晚上应该用黄芩、大黄等苦寒药；或者是纯虚之体却用大黄、芒硝，实证却用人参、白术等补益药，这是治病求本。患者不知道这些，反倒认为医生用药怪癖，不听从医生的治疗，反而相信那些迎合自己主张的庸医，这也是患者就医的一大禁忌。

9．"又有吝惜钱财，惟钱是取，况名医皆自作主张，不肯从我，反不若某某等和易近人，柔顺受商，酬议可略。其误九也。"

有些患者轻身重财，看病时先问："要花多少钱才能治好？"或者指挥医生："这项检查不用做了"，"这种药物不用吃了"。医生诊疗是专业行为，一切会从病情出发，为病人着想，不会被病人左右的。如果医生不顺从患者的无理要求，患者就会认为这位医生不行，不如某某医生好说话，诊疗费还可打折，这也是患者就医的一大禁忌。

10．"有用参附则喜，用攻伐则惧，服参附而死，则委之命。服攻伐而死，则咎在医，使医者不敢对症用药。"

有些患者一见医生开具的处方中有人参等补药就高兴，看到有攻下药就恐惧，假如因为误用人参、附子而死，最多也就感叹自己命不好；如果因为用攻下药致死，就一定会追究医生的责任。在这种风气下，让医生不敢对症用药。患者的这种心态也要改正。

此外,"更有制药不如法,煎药不合度,服药非其时,或更饮食起居,寒暖劳逸,喜怒言语,不时不节,难以枚举。小病无害,若大病则有一不合,皆足以伤生"。

有些患者用药不合法,煎药不适当,服药不遵守时间,或者饮食起居无规律,或者不能顺应自然界气候的变化,或者过劳过逸,情绪喜怒不调等等,这些对小病患者的危害不太明显,对大病患者则是致命的,也应该谨慎。

三、"病有十不治"(清·冯兆张《冯氏锦囊秘录》)

《冯氏锦囊秘录》提出影响疾病治疗的十个关键因素,也是患者应该禁忌的内容。

1. "恣纵慆淫,不自珍重,骄恣背理,不遵医戒。"

生活放纵,毫无节制,肆意妄为,无所拘束,不知道自己珍重身体,性格乖戾,违背常理,自以为是,不遵守医嘱和患病禁忌,这样的患者很难治疗。

2. "窘苦拘囚,无潇洒趣,轻听妄言,过求速效。"

心理负担严重,行为坐卧小心谨慎,举止拘束,人际交往畏首畏尾,生活中好似被囚禁、拘留一样,身心不自由,没有一点潇洒、大度、快乐的情趣;得病后为了求得速效,轻信别人的夸大之词,相信旁门左道,希望医生用药出奇制胜,这样的患者也很难治。

3. "怨天尤人,广生懊恼,忧思想慕,处事乖戾。"

抱怨责怪,处心积虑,蝇营狗苟,若有所思,所愿不得,为人处事心胸狭窄,违反常理,性格怪僻,行为孤僻,思维、行动容易偏激甚至极端化,这样的人,生活工作中很难与人相处,患病后也很难治疗。

4. "今日预愁明日,一年常计百年。"

悲观绝望,孤独、忧愁、绝望而不能自拔,抱有不切实际的幻想,逃避现实,这样的患者也很难治。

5. "室家聒噪,动成荆棘,但索药方,妄为加减,药材滥恶。"

"一人患病,家室不宁"本为人之常情。从患者及其家属角度来看,出于对患者的关爱,往往做出一些不理智的举动,如医生在为患者诊治过程中,有的家属或在一旁喧哗,指手画脚,或对医生的行为横加指责,有些患者家属还会对医生作出的诊疗提出异议,甚至不顾患者病情,指挥医生用某种药,做某种检查。有这种家属的病人,也很难治疗。

6. "听信祷赛,广行杀戮,奉侍匪人,煎丸失法。"

听信巫医、神汉的花言巧语,信奉祈祷神仙鬼怪治疗疾病的非正规医疗方法,或者杀生以救生,耗费钱财物供养那些装神弄鬼之人,而在用药治疗上却不遵守规矩,不按照正规的医疗程序治疗,汤药煎煮失宜,丸药修和失法。这样的患者也很难治疗。

7. "寝兴不适,饮食无度,诊视不勤,药不对病。"

生活起居不守规矩,仍然违背常规,或熬夜,或贪睡;或暴饮暴食,或饥饱失常。再加上对自己的疾病毫不在乎,不能够按照医嘱定期复诊,按时服药;即便服药,也是滥用攻补,药不对症,方不切病。这种患者也非常难治。

8. "讳疾忌病,攻补妄投,不明药理,旦暮更医。"

讳疾忌医,自欺欺人;一旦得知自己确实染病在身,又手忙脚乱,心无定见,恨病吃药,滥用攻补之药以求速效;即便请医生诊治,也心存疑惑,对医生不信任,频繁更换医生，希望得到"妙手回春"所谓"神医"的诊治，这种患者也非常难治。

9. "过服汤药，荡涤肠胃。"

如果恨病吃药，加大药量以求速效，寄希望于"覆杯而愈"，这是不切合实际的。过量服用药物的危害，轻者荡涤胃肠，损伤脾胃，影响脾胃功能，重者还会导致药源性疾病的出现，加重病情。有这种心理、行为的患者也非常难治。

10. "以死为苦，难割难舍。"

不能正确地面对生死，患病后过度产生对生与死的恐惧，对世间的功名、利禄、钱财、美色、美味恋恋不舍，最终导致心理失常，精神崩溃，这样的患者也非常难治。

第三节 养生养病难点分析

中医自古就有"不治之病"与"难治之人"的说法。"不治之病"与"难治之人"并不一定指患有不治之症，没有治疗价值，而是告诫医生要谨慎治疗之意。从另一个角度来看，只要患者能够打消一些不良习惯，积极配合医生治疗，许多疾病还是可以取得应有疗效的。

一、"养生有五难"（魏晋·嵇康《答难养生论》）

1. "名利不灭，此一难也。"

沽名钓誉，贪财取利，见利忘义不仅是为人处世之大忌，同样是心理养生之大忌。张仲景在《伤寒论》自序中，就对"竞逐荣势，企踵权豪，孜孜汲汲，惟名利是务"

"不知持满,不知御神"的做法进行过批判。因为名利之争,最易扰心,最为劳神,最为损性。因务虚名而曲运神机,劳心伤神,致心旌摇动,神魂颠倒,耗血伤神,比至于"轻身重财者"尤为难疗。所以,淡泊名利,清静无为,保持内心的祥和与宁静,是心理养生的第一要义。

2. "喜怒不除,此二难也。"

适当的喜怒可以宣泄人的感情,排解心中的郁闷,对人体脏腑气血有一定的调节功能。七情贵在适度,过则为病。养生治病要"和喜怒,安居处",保持内心的宁静与祥和,正确对待世间的万事万物,这是养生保健,防病治病的关键因素之一。

3. "声色不去,此三难也。"

古人常用"声色犬马""耽于声色"来形容沉湎酒色歌舞的不良行为。"耳不闻淫声,目不视淫色"历来为养生的基本要求与准则。不健康的各种行为能扰乱人的心性,使人颓废,意志消沉,正常人如此,患病人亦如此。

4. "滋味不绝,此四难也。"

人体以胃气为本,养生保健,防病治病,无不以时时顾护胃气为第一要义。"有胃气则生,无胃气则死",是饮食养生非常重要的一点。所以,控制饮食,拒绝美味的诱惑,把好"病从口入"第一关,是饮食养生的重点,也是难点。

5. "神虑精散,此五难也。"

神虑,精神、心神、思虑;精散,指精气耗散。合而言之就是思虑重重,忧心忡忡,精神涣散,注意力不集中等不健康的精神心理状态。

二、"伤身四大患"(清·冯兆张《冯氏锦囊秘录》)

1. "饮食失节,损伤脾胃。"

中医认为,脾胃为人体后天之根本,是滋养元气的根源,是精气升降的枢纽,内伤脾胃,百病由生。要饮食有节,不要饥饱失常。如果饮食失节,损伤脾胃,使得气血无以化生,元气无以滋养,精气无以升降,脏腑经络、孔窍关节无以濡润,正气益虚,易为邪中,诸证蜂起,百病丛生。"饮食失节,损伤脾胃"为致病原因。

2. "劳役过度,耗散元气。"

这里的劳役单指"劳力"而言。名医华佗说过:"人体欲得劳动,但不当使极尔。动摇则谷气得消,血脉流通,病不得生,譬犹户枢,终不朽也。"适度的劳动,确实有益于身心健康,此所谓"形劳而不倦"。但是,过度的劳作,对人体不但无益,反而有害。中医有"五劳所伤"的说法,其中的"久视伤血,久立伤骨,久行伤筋"以及"多言伤气"等,都告诫过劳可以致疾。

3. "思虑无穷,损伤心血。"

这句话实际上讲的是劳心致病。如果用心思虑过度,就会劳伤心脾,使得心血暗耗,气血虚弱,无以温煦、濡润机体,人体就会出现面色无华,少气懒言,四肢无力,精神萎靡,神情倦怠,须发早白,夜寐多梦,记忆力减退等症状,这些都是劳心过度导致的。

4. "房欲过度,耗伤肾水。"

这句话讲的是"房劳致病"。古人对于远女色,葆真精非常重视,形容女色为"皓齿蛾眉,为伐性之斧",主张节欲保精。肾为先天之本,主藏精与生殖、发育。房劳过度，肾精亏虚，必然会导致人体须发早白，牙齿松动、脱落，腰膝酸软，潮热盗汗，五心烦热，男子阳痿遗精、早泄，女子月经不调，梦交，不孕等。

三、其他

司马迁《史记·扁鹊仓公列传》中有"病有六不治"；范晔在《后汉书·郭玉传》中也提出了"治病有四难"。为了从源头了解中医的治病养生禁忌，现将其列于后，供读者参考。

1. 病有六不治（汉·司马迁《史记·扁鹊仓公列传》）

"骄恣不论于理，一不治；轻身重财，二不治；衣食不适，三不治；阴阳脏气不定，四不治；形羸不能服药，五不治；信巫不信医，六不治。有此一者，则重难治也。"

"病有六不治"是指这六种人，即使治疗，也取效困难。这六种人往往骄横放纵，不讲道理；轻贱身体，看重钱财，舍不得花钱看病；肆意妄为，衣食、饮食不能合理调适，身体阴阳错乱，脏气不和；身体虚弱，不能吃药；相信迷信，不相信医学。如果有上面这六种情况，即使勉强治疗，也不会取得应有的治疗效果。其中骄恣不论于理，轻身重财，信巫不信医，属于精神心理问题；衣食不适，阴阳脏气不定，形羸不能服药，属于躯体行为问题。尽管没有明确提出饮食失宜问题，但也包含饮食养生不当。

2. 治病有四难（南朝宋·范晔《后汉书·郭玉传》）

"自用意而不任臣，一难也；将身不谨，二难也；骨节不强，不能使药，三难也；好逸恶劳，四难也"。

第一类指傲慢自大，自以为是，自作主张，不相信医生，对医生的治疗方法将信将疑,有严重心理疾患的人;第二类是尽管身体生病,但不遵守医嘱,肆意妄为,不好好养病,仍然屡犯禁忌,心理行为严重异常的人;第三类是身体虚弱,胃气大伤,甚至不能服药之人;第四类是好逸恶劳之人。这四种人的心理、行为、饮食都出现了比较严重的问题,患病后非常难治,要求他们养生更是难上加难。

第四节　辅助调病法

无论养病还是养生,从心理、行为、饮食三者入手,综合养生是非常重要的,其中融合了通、调、补、养等各种具体方法。

一、坎离既济法

1. 本法取自《冯氏锦囊秘录》:"早服坎离既济丸,以补心血肾水之损,由是添精而养神,升水而降火,却病而除根,延年而益寿。"认为这是"王道平和之剂,能收万全之功,卫生之君子,禀赋薄弱者,不可一日无此也"。

2. 坎离既济丸出自《症因脉治·卷三》。由熟地、天门冬、麦门冬各四两,当归、白芍药、牡丹皮各三两,知母、黄柏各二两组成,具有滋阴降火之功效,主治肾热痿软,腰骨不举,尻以代踵,脊以代头,足不任地,骨痿不能起床,尺脉大而虚者。

3. 坎离既济丸的功能是滋阴降火,方用熟地、当归补肝肾,养阴血为主;天门冬、麦门冬养阴清热,生津润燥为辅;知母、黄柏泻相火,除烦热为佐;滋肾水而降心火,服之可使心肾之水火上下交通相济,以防阴虚阳亢之症由生。故名"坎离既济丸"。诸药配合,共奏补肝肾、泻相火之功。

4. 目前,坎离既济丸无市售非处方用药(OTC),中成药知柏地黄丸也有此功效。

二、保合太和法

1. 本法取自《冯氏锦囊秘录》："晚服保合太和丸，以培元气，脾胃之亏，可以壮气而增力，任劳而用事，助困而不倦，御寒而耐饥。"认为这是"王道平和之剂，能收万全之功，卫生之君子，禀赋薄弱者，不可一日无此也"。

2. 保合太和丸：出自《鲁府禁方·卷二》。由白术、当归各四两，茯苓、白芍各二两，人参、山药、陈皮、莲肉、姜半夏、枳实、神曲、麦芽、山楂、香附、黄连、龙眼肉各一两，白蔻三钱，炙甘草五钱组成，具有培元气、脾胃之亏，壮气而增力，代劳任事，助困而不倦，当寒而耐饥之功效。

3. 保合太和丸，能够"培元气脾胃之亏，壮气而增力，伐劳而任事，助困而不倦，当寒而耐饥"，具体用法是"上为细末，荷叶煎汤，下大米煮粥稀为丸，如梧桐子大。每服六七十丸，食后临卧米汤送下"。

目前，保合太和丸无市售非处方用药（OTC），中成药越鞠保和丸也有此功效。

三、"鸣云鼓"法

1. 选自孙思邈《孙真人养生铭》"亥寝鸣云鼓"。亥寝，指亥时就要上床睡觉，通常指夜间九点钟到十一点钟的时间睡觉。鸣云鼓亦称鸣天鼓，是一种传统的行为养生功法。

2. 操作步骤与方法：

（1）两手掌心紧按两耳外耳道，两手的食指、中指和无名指分别轻轻敲击脑后枕骨共60下；每次可做3回，每天可做3次。

（2）掌心掩按外耳道，手指紧按脑后枕骨不动再骤然抬离，这时耳中有放炮样声响，如此连续开闭放响9下。以上算是做1回。每次可做3回，每天可做3次。

（3）这套功法在睡前时做，效果更佳；其他时间做也有效果。

四、"漱玉津"法

1. 选自孙思邈《孙真人养生铭》"晨兴漱玉津"。晨，早晨；兴，起床；玉津，口腔唾液。"漱玉津"为养生功法，通俗而言就是吞咽口水。

2. 操作步骤与方法：

（1）口微微合上，将舌头伸出牙齿外，由上面开始，向左慢慢转动，一共转12圈，然后将口水吞下去。之后再由上面开始，反方向再做一下。每次可做3回，每天可做3次。

（2）口微微合下，这次舌头不在牙齿外边，而在口腔里，围绕上下颚转动。左转12圈后吞口水，然后再反方向做一次。吞口水时，尽量想象将口水带到下丹田。每次可做3回，每天可做3次。

（3）此养生法在晨醒未起时做，效果更佳；其他时间做也有效果。

这是一份来自健康的邀请

代后记

　　健康不是人类生活的唯一目的，而应该是个人和社会发展重要资源的组成部分。可以这样认为，实现健康的过程，就是人类自身发展的过程。实现健康既需要环境、社会因素、人的行为和生活方式的配合，也需要每个人了解有关健康知识为健康保驾护航。

　　长期以来，人们总是低估自身在保持健康长寿方面拥有的能动性和巨大潜能，过分依赖医学的帮助。实际上，与健康密切相关的心理状态的调整，不良生活方式、不良饮食习惯的改变等也与健康的关系尤其密切。可以断言，人类更握有相当大的健康主动权！通过养生，让每个人都能很好地行使自己的"健康主权"，是一项重要而迫切的任务。

　　《养生理论应用枢要》就是这样一部帮助您行使"健康主权"的综合介绍养生理论与实践的书籍。对个人的健康而言，每个人并不是孤立、被动的，也不应该仅仅依靠医学与医生决定我们的命运，更多情况下，自己也要主动参与到对自身健康的认知和维护过程中来。本书以养生为核心，以保护和增进人类健康，预防和辅助治疗疾病为主要目的，从社会大卫生和社会大健康的角度，弘扬养生思想，明确养生原则，制定养生方法，综合解决问题，服务大众健康。

有鉴于此，作者深入研究了古今养生理论与技术方法，经过消化吸收，融会贯通，形成以"德友治和"为养生理论的"四大支柱"，以心理养生、行为养生、饮食养生为"三大原则"，以通、补、调、养为"基本方法"的养生理论体系框架，把养生理论与养生实践，用"枢要"串联，以一种全新的视角与表达对"养生"这个复杂的知识体系进行优化，使之成为便于理解、解释与应用的实用"模块"，以执简驭繁，提纲挈领，真正实现面对新形势，研究新方法，解决新问题，服务新时代，与时俱进。

道与术水乳交融，理论与实践紧密结合是本书的鲜明特色；以道御术，以术弘道是本书的基本原则；以理论指导实践，以实践检验理论是本书的宗旨；严格限定养生体系理论框架范围，为今后的丰富完善留出接口与发展空间是本书可持续发展与生命力的保障；以中国优秀传统文化思想指导养生，以养生为载体弘扬中国传统文化的核心理念贯穿本书始终。

健康是一个动态的概念，是社会进步、物质文明和精神文明共同发展的重要标志，是社会与个人整体综合素质的集中体现。养生是保护健康、维护健康、防治疾病的重要手段，无论个体，还是群体，都应该把通过养生实现健康作为人生规划的一项重要内容来抓。因此，鼓励提倡人们发挥自己的主观能动性，通过爱护自己和他人，保证社会其他所有成员都获得健康的平等权利，是所有人的共同行为，也是全社会的共同责任，也是本书的写作初衷与目的、意义、价值所在。

与其说这是一部养生著作，不如说这是一份来自健康的邀请，倘若能仔细阅读，择其善者而笃行之，您将踏上健康幸福之路。

于智敏、韩金明，于2021年春节

图书在版编目(CIP)数据

养生理论应用枢要/于智敏,韩金明主编. --北京:开明出版社,2021.6
ISBN 978-7-5131-6885-4

Ⅰ.①养… Ⅱ.①于… ②韩… Ⅲ.①养生(中医) Ⅳ.①R212

中国版本图书馆CIP数据核字(2021)第108222号

出 版 人:陈滨滨
责任编辑: 魏红岩
美术编辑: 刘昭弘

主 编:于智敏 韩金明
出 版:开明出版社(北京海淀区西三环北路25号 邮编100089)
印 刷:保定市中画美凯印刷有限公司
开 本:889×1194 1/16
印 张:12.25
字 数:180千字
版 次:2021年8月第1版
印 次:2022年4月第2次印刷
定 价:68.00元

印刷、装订质量问题,出版社负责调换。联系电话:(010)88817647